BIBLIOTHÈQUE DES ÉCOLES DE FRANCE

DEUXIÈME SÉRIE

AVEUGLE!!!

PAR

Mlle TROUESSART

PARIS,

LIBRAIRIE DE FIRMIN-DIDOT ET Cie

IMPRIMEURS DE L'INSTITUT, RUE JACOB, 56.

AVEUGLE!!!

Typographie Firmin-Didot. — Mesnil (Eure).

AVEUGLE!!!

PAR

MLLE TROUESSART.

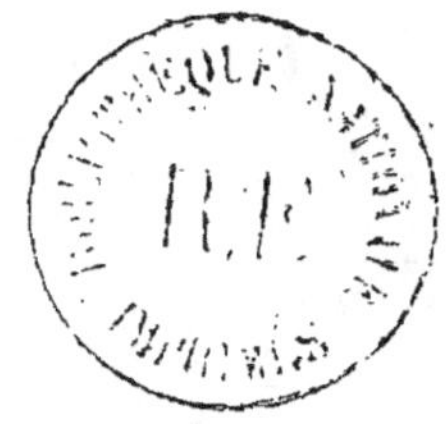

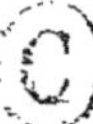

PARIS,

LIBRAIRIE DE FIRMIN-DIDOT ET CIE,

IMPRIMEURS DE L'INSTITUT, RUE JACOB, 56.

1886.

AVEUGLE!!!

LA LECTRICE.

I.

C'était à Royan, par une belle journée du mois de juillet; la chaleur était suffocante. La mer avait fini de monter, et elle semblait se reposer, épuisée de fatigue, avant de recommencer à descendre. Pas une ride ne troublait sa surface tranquille : on eût dit un lac immense où se reflétait le bleu profond du ciel. Le soleil, parvenu à la moitié de sa course, y semait des paillettes dorées, dont les moirures aveuglantes trahissaient seules l'imperceptible mouvement de l'Océan. Il n'y avait pas un souffle dans l'air, les feuilles des arbres restaient immobiles. Tout se taisait; la ville entière, alanguie, semblait dormir.

Bien que tout fût hermétiquement clos dans les maisons, cette température torride du plein midi s'y faisait néanmoins sentir.

Au rez-de-chaussée d'une jolie villa, située façade Foncillon, deux dames essayaient de lutter contre l'accablement qui pesait sur elles.

L'une était une femme de soixante-huit à soixante-dix ans, d'une physionomie extrêmement agréable et distinguée. Renversée dans un grand fauteuil de canne, ses yeux se fermaient à tout instant malgré elle, mais elle les rouvrait aussitôt pour les fixer affectueusement sur sa compagne.

Celle-ci était une jeune fille de vingt ans, mince et d'apparence délicate. Elle lisait tout haut, d'une voix douce et un peu monotone, où se trahissait la fatigue. Ses paupières battaient aussi, par moments, et le livre tremblait dans sa main, comme s'il allait lui échapper, mais elle se redressait bien vite et continuait sa lecture.

Elle surveillait avec sollicitude le repos de la vieille dame, et avec une feuille de latanier elle chassait constamment les mouches qui s'acharnaient autour de la dormeuse.

Il y avait quelque chose de touchant dans cette mutuelle sollicitude, dont chacune était inconsciente. Une fois pourtant leurs regards se rencontrèrent, et la plus âgée, secouant sa torpeur, dit avec bonté : « Laissez ce livre, Geneviève, vous êtes fatiguée.

— Non, Madame, » dit vivement la jeune fille, « mais vous êtes peut-être lasse de m'entendre? Je lis si mal! je ne réussis qu'à vous endormir.

— Ce n'est pas vous qui m'endormez, mignonne, c'est ce temps lourd. Mais je ne veux pas dormir; cela ne me réussit jamais au milieu du jour. Causons un peu, voulez-vous?

— Oui, Madame, » répondit doucement la

jeune fille, et, fermant le livre, elle prit son ouvrage.

Mme de la Noue, complètement réveillée maintenant, la considéra un instant en silence, puis elle dit d'un ton de doux reproche : « Geneviève, je ne suis pas contente de vous. »

Celle-ci tressaillit et releva la tête ; sa figure prit une expression de douloureuse surprise et ses yeux se remplirent de larmes. Elle se laissa tomber aux genoux de la vieille dame en disant avec angoisse : « Oh! Madame, qu'est-ce que j'ai fait qui ait pu vous déplaire?

— Ce que vous avez fait, méchante enfant? » dit Mme de la Noue en posant la main sur sa tête brune, qu'elle caressa tendrement, « vous me faites de la peine à toute heure du jour ; vous êtes trop docile, trop soumise, vous sacrifiez tous vos goûts aux miens?

— Mais non, Madame, je vous assure...

Et puis, quand ce serait vrai, » dit Geneviève en relevant son visage inondé de larmes, « peut-il en être autrement? n'est-ce pas tout simple? Je vous dois tant!

— Eh bien! voilà justement ce que je ne puis supporter, » dit la vieille dame en l'embrassant. « Vous n'oubliez jamais le peu que j'ai fait pour vous, Geneviève, et vous oubliez toujours que vous me le rendez au centuple! Tout le monde aurait agi comme moi vis-à-vis de vous : nulle autre ne pourrait vous remplacer près de moi. Je vous aime, Geneviève, comme si vous étiez ma petite-fille, et je crois que vous m'aimez aussi. Seulement vous êtes trop fière, mon enfant! Je voudrais que vous fussiez à l'aise chez moi, avec moi. Voilà dix-huit mois que nous vivons ensemble, et vous avez toujours l'air de vous considérer comme une étrangère dans la maison. Je serais si contente de vous voir aller, venir, dire ce qui vous ferait plaisir, exprimer un désir, une volonté! Tandis

que vous êtes là, sans cesse, discrète, réservée, complaisante et dévouée, prête à vous
sacrifier à tous mes caprices, comme si j'étais
une vieille égoïste. Vous ne m'aimez donc
pas assez pour cela, vilaine enfant?

— Moi? Je ne vous aime pas, Madame? »
s'écria Geneviève d'un accent où débordait
la tendresse. « Oh! ne dites pas cela! »

Elle entoura de ses deux bras le cou de sa
vieille amie, et fondit en larmes, la tête sur
son épaule.

« Ne pleurez pas, ma chérie; je sais que
vous m'aimez, vous m'en avez donné assez de
preuves. Mais alors votre reconnaissance ne
doit pas vous peser. Entre deux êtres qui
s'aiment, c'est un échange de bons procédés;
vous êtes ma fille d'élection, et vous devez
vous considérer ici comme chez vous.

— Ne m'en veuillez pas pour cela, je vous
en prie, Madame, » dit Geneviève à voix
basse, et comme honteuse de son aveu, « ne
me jugez pas ingrate, car nulle ne l'est moins

que moi. Je suis aussi heureuse près de vous que je puis l'être désormais ; je vous aime de toutes mes forces, mais il ne m'est pas possible d'agir autrement que je le fais.

— Vous êtes une petite orgueilleuse, » dit Mme de la Noue avec un soupir. « Enfin n'en parlons plus. Notre existence n'est pas bien gaie pour vous, mon enfant, même ici. La société constante d'une vieille femme impotente, comme moi, entretient votre tristesse. Je voudrais bien que Raymond pût venir. Si celui-là ne réussit pas à vous distraire et à vous égayer, il faut y renoncer pour toujours. Quand avons-nous écrit à mon neveu, Geneviève ?

— Le lendemain de notre arrivée ici, Madame.

— Le 18, alors. Nous sommes aujourd'hui au 21 ; il aurait eu le temps de me répondre.

— Voici précisément le facteur, Madame ; il aura peut-être une lettre pour vous. »

Heureuse de cette diversion, Geneviève

courut prendre le courrier des mains de la femme de chambre.

« Une lettre de Chanzeaux, » dit-elle avec vivacité; « mais ce n'est pas l'écriture de M. Raymond. Dois-je vous la lire, Madame?

— Certainement, je n'ai pas de secrets pour mon cher petit secrétaire.

— La lettre est de Mme de Chanzeaux, » reprit Geneviève, et elle détacha avec une sorte de respect le grand cachet armorié; puis, ayant déplié l'épaisse feuille de vélin, elle lut ce qui suit :

« Chanzeaux, le 20 juillet 1884.

« Ma chère sœur, c'est moi qui vous réponds à la place de mon fils, sur sa prière. Il a mis tant de hâte à se rendre à votre invitation, qu'il a pris seulement le temps nécessaire pour ses préparatifs, et il est parti hier.

« Toutefois il ne vous arrivera qu'après ma lettre, attendu qu'il fait le trajet en touriste, dans sa petite charrette anglaise avec l'inséparable Alain; pour ménager Duncan, il ne doit pas faire plus de douze ou quinze lieues par jour. Ses bagages et tout son attirail de peintre suivent par le chemin de fer, avec William.

« Votre lettre est arrivée tellement à point, qu'il semblait que vous eussiez le don de seconde vue, ma chère sœur. Depuis quelques jours je tourmentais Raymond pour le décider à partir pour Royan. Il hésitait beaucoup. Lorsqu'il a su que vous y étiez, ma cause a été gagnée.

« Entre nous, il s'agit pour lui d'un mariage. Vous savez combien son père et moi nous sommes désireux de le voir marié? Jusqu'ici son amour de l'art et son goût pour les voyages ont suffi à remplir sa vie; mais nous souffrons de ces longues absences; M. de Chanzeaux se figure chaque fois qu'il ne l'embrassera plus. Nous voudrions donc le voir fixé dans une vie plus calme. Quand il se sera créé une famille, il renoncera à cette existence vagabonde.

« Quand je lui en parlais, il me répondait, avec cette charmante insouciance et cette tendre câlinerie que vous lui connaissez : « Mère, ne vous inquiétez pas de moi; j'ai l'intention de me marier, mais je veux choisir; je veux avoir le cœur pris. Cela viendra bien un jour, prenez patience! » En attendant, le temps se passe : il aura bientôt trente ans, c'est le bon moment.

« Nous avions ici, la semaine passée, une amie que vous connaissez, — Mme de Bonnal, — laquelle a très fort endoctriné Raymond sur ce sujet. Elle a fait mieux, elle lui a montré la photographie d'une délicieuse jeune fille, Mlle de la Roche-Landeron, dont elle nous a dit en même temps le plus grand bien. Bref, elle a si bien manœuvré, soutenue par moi, que Raymond a été un peu ébranlé. Il ne s'agissait plus que de le décider à aller passer une quinzaine à Royan, où

doit se trouver ces jours-ci la famille de la
jeune fille; votre lettre a levé ses dernières
hésitations.

« Je suis ravie : cette alliance nous sourit
beaucoup, et Mme de Bonnal, — qui a tâté le
terrain à tout hasard, — m'affirme que la
nôtre ne plairait pas moins à M. et Mme de la
Roche-Landeron. Ils sont d'une vieille famille
de la Charente, et ils y ont une très belle pro-
priété; l'hiver ils habitent Bordeaux. Peut-
être en avez-vous entendu parler? Mlle de la
Roche-Landeron est fille unique; on lui donne
en mariage huit cent mille francs; elle en
aura plus tard trois fois autant. Il y a, comme
vous voyez, égalité de fortune. Je n'en demande pas davantage.

« A présent je souhaite que les jeunes gens
se plaisent et que l'affaire réussisse. Votre
présence facilitera, je crois, beaucoup les en-
trevues. Je compte sur vous, ma chère sœur,
pour me tenir au courant et aussi pour pousser un peu Raymond, s'il en est besoin. Mais

si Mlle de la Roche-Landeron est vraiment aussi jolie qu'on le dit et que son portrait en témoigne, cela ira tout seul. Mon cher fils, vous le savez comme moi, est très amoureux de la beauté : un artiste, c'est tout naturel !

« Adieu, ma chère sœur ; ne vous fatiguez pas là-bas ; ménagez-vous. Je ne dis pas : soignez-vous ; car je sais, par M. de Chanzeaux, que vous avez près de vous une personne toute dévouée, qui vous entoure de soins, ce qui me rend très heureuse. Recevez l'expression de mes sentiments bien affectueux, auxquels votre frère me prie de joindre les siens.

« RAYMONDE DE CHANZEAUX. »

« Dans tout cela, je ne vois qu'une chose qui me fasse plaisir, » dit Mme de la Noue, quand Geneviève eut fini sa lecture ; « c'est que mon neveu arrive ! Mais que Dieu les bénisse, avec leurs histoires de mariage ! Je ne connais point cette Mme de Bonnal, quoique ma belle-sœur l'imagine. C'est quelque marieuse de profession assurément. Certaines gens ont la manie de vouloir faire le bonheur des autres malgré eux ! Je vous demande un peu si Raymond n'est pas assez grand pour trouver tout seul la femme qu'il lui faut ! »

Cette nouvelle avait mis la vieille dame de si mauvaise humeur, qu'elle ne s'aperçut pas de l'émotion que la lettre de Mme de Chanzeaux avait aussi causée à Geneviève, — émotion dont la jeune fille ne se rendait pas bien compte elle-même. Elle n'avait jamais vu Raymond, et on l'eût sans doute bien étonnée en lui disant qu'elle l'aimait pourtant. Depuis dix-huit mois qu'elle vivait sous le toit de Mme de la Noue, il ne s'était pas écoulé un jour sans que celle-ci entretînt Geneviève des mérites de son neveu.

Il avait offert à sa tante son portrait peint par lui-même, qui était d'une ressemblance frappante et une véritable œuvre d'art. Ray-

mond avait été pendant plusieurs années l'é-
lève de Bonnat, et, bien qu'il se fût essayé
dans tous les genres, et qu'il y réussît d'une
façon remarquable, pour quelqu'un qui n'en
faisait pas son métier, il était surtout doué
pour le portrait. Il avait soigné le sien d'une
manière toute spéciale, voulant l'offrir à sa
tante, dont il était adoré, et, lorsque Raymond
le montra au maître, celui-ci déclara qu'il ne
se déshonorerait pas en signant lui-même
cette toile. La tête du jeune homme était vivante, « elle sortait du cadre ». Geneviève avait
passé bien des heures en contemplation devant
ce visage sympathique et bon, qui semblait
lui sourire.

Et puis, en sa qualité de lectrice et de secrétaire, Geneviève était en correspondance
suivie avec Raymond. Il écrivait souvent,
même en voyage; il venait de passer près
d'une année en Orient, et ses lettres, débor-
dantes de poésie et d'enthousiasme, avaient
souvent fait battre le cœur de Geneviève.

Son style répondait si bien à son portrait et
à tout ce que sa tante disait de lui, que la
jeune fille s'imaginait parfois le connaître
déjà. Et en effet il était là tout entier, nature
droite et généreuse, pleine d'expansion et de
vie; caractère actif, entreprenant, avec des
délicatesses de cœur presque féminines.

La brillante image de Raymond de Chanzeaux était le point lumineux dans l'existence de l'orpheline, et elle n'avait qu'un
désir, celui de le voir un jour. Le moment approchait, elle s'en était fait une joie immense,
et voilà que tout à coup cette perspective de
mariage était jetée sur son bonheur comme
une douche glacée. Ce n'est pas qu'elle eût
jamais fait le moindre rêve pour elle-même,
— cette pensée ne lui était pas venue; —
mais elle n'avait pas songé non plus qu'il
pût un jour appartenir à une autre, et maintenant cette idée la troublait tellement, qu'il
lui fallut faire un violent effort pour cacher
son émoi à sa vieille amie.

Elle ne se figurait pas être elle-même en ce moment le sujet des réflexions de Mme de la Noue. Profondément attachée à cette enfant, qu'elle connaissait depuis des années et dont elle avait pu apprécier les qualités intimes, l'excellente femme avait caressé l'espoir de la marier à son neveu.

L'entreprise était hasardeuse, elle ne se le dissimulait pas. La marquise de Chanzeaux, née de Hautmont, rejetterait avec mépris la seule pensée d'une telle alliance. Toutefois Mme de la Noue savait qu'une tante à héritage est toujours à ménager; elle avait l'intention de constituer à Geneviève une dot qui lèverait peut-être bien des difficultés. Son frère ne lui faisait pas peur; l'orgueil de race n'était pas aussi invétéré chez lui que chez sa femme. Quant à Raymond, sa tante le savait exempt de préjugés. Elle se rappelait l'avoir entendu dire souvent qu'il voulait faire un mariage d'inclination. Mais Geneviève lui plairait-elle? Parfois elle se posait cette question en regardant longuement sa petite amie. Geneviève n'était pas jolie, ou du moins n'avait pas d'éclat; elle était de celles qui passent inaperçues dans la foule, mais qui gagnent à être détaillées et vues de près. Elle possédait surtout ce charme qui vient du cœur et de la délicatesse des sentiments, et dont l'influence se faisait sentir à toute minute en vivant auprès d'elle. On finissait toujours par la trouver charmante. C'est là-dessus que Mme de la Noue avait fondé ses espérances. Elle avait donc cherché à attirer son neveu à Royan, comptant sur l'existence en commun pour gagner insensiblement l'affection de Raymond. Elle ne savait pas au juste où en étaient les sentiments de Geneviève, mais elle sentait vaguement que le terrain était bien préparé et que le jeune homme n'avait plus qu'à paraître pour être maître de la place.

La lettre de Mme de Chanzeaux porta donc un rude coup à l'excellente femme, qui voyait tous ses projets renversés. Le premier moment de dépit passé, elle songea à examiner Geneviève pour voir l'effet que cette nouvelle avait produit sur elle; mais celle-ci s'était déjà remise. Cependant elle tressaillit légèrement lorsque Mme de la Noue lui demanda : « Comment Mme de Chanzeaux nomme-t-elle cette belle demoiselle ?

— Mlle de la Roche-Landeron, Madame.

— Je ne connais pas du tout ce nom-là ; et vous, Geneviève ?

— Moi, je le connais, Madame ; je me suis trouvée au couvent avec une jeune fille qui s'appelait ainsi. Elle était fort jolie. Je suppose que c'est d'elle qu'il s'agit.

— Et vous ne le disiez pas de suite ! Que cela peint bien ma Geneviève, toujours discrète et réservée, n'osant parler que lorsqu'on l'interroge !... Mais je ne veux pas recommencer à vous chercher querelle, mignonne, rassurez-vous, » ajouta vivement la vieille dame en rencontrant le regard inquiet de sa petite amie ; et, au lieu de la questionner sur

Mlle de la Roche-Landeron, comme Geneviève
s'y attendait, Mme de la Noue détourna la conversation en s'occupant de l'installation de
son neveu.

Elle prit le bras de la jeune fille, sur lequel
elle était obligée de s'appuyer un peu en mar-
chant, et visita l'appartement qu'elle destinait
à Raymond. C'étaient deux pièces du rez-de-
chaussée, communiquant entre elles, et sé-
parées par le corridor du salon et de la salle
à manger.

Lorsqu'elle avait loué cette maison, dont
la situation lui plaisait, mais qui était beaucoup trop grande pour elles seules, Mme de la
Noue avait décidé que son neveu viendrait
leur y tenir compagnie.

« Nous enverrons le cheval et la voiture à
l'auberge avec William, » dit-elle; « Alain
trouvera bien à se caser quelque part dans
la maison, car son maître ne s'en sépare
jamais. Il me semble que Raymond ne sera
pas mal ici; la chambre est grande, je sais

qu'il aime avoir de l'air, et ce petit salon lui servira de fumoir et d'atelier, avec le jardinet pour fond de tableau. »

On espérait un peu voir arriver le jeune homme à l'heure du dîner; mais, bien qu'on l'eût retardé jusqu'à sept heures, il fallut enfin se mettre à table sans lui.

Raymond n'avait pas voulu voyager au milieu du jour, redoutant l'extrême chaleur autant pour son cheval favori que pour lui-même. Il fit donc sa dernière étape de cinq à sept heures. Il se rendit alors directement à l'hôtel, où il dîna et prit le temps de secouer la poussière de la route avant de se présenter chez sa tante.

La nuit commençait à tomber, et les deux dames désespéraient presque de le voir ce jour-là. Assises près de la fenêtre ouverte, dans le salon déjà obscur, elles restaient toutes deux silencieuses, respirant avec plaisir l'air plus frais apporté enfin par la brise de mer.

« Le voilà ! » s'écria Mme de la Noue, au moment où Raymond touchait le timbre de la porte. Mais avant qu'elle eût parlé, le cœur de Geneviève lui avait dit aussi : « C'est lui ! »

Instinctivement elle s'était levée comme sa vieille amie ; seulement, tandis que celle-ci, oubliant ses infirmités dans sa joie, se hâtait d'aller ouvrir la porte du salon, Geneviève reculait dans l'ombre, troublée comme une biche aux abois, partagée entre le désir de rester et celui de s'échapper pour se soustraire aux regards.

Elle resta cependant, mais dans un coin si sombre que Raymond ne l'aperçut pas tout d'abord en entrant, et la vieille dame, tout à l'effusion de sa joie, l'oublia un moment.

« Tu sais que je te garde ! » dit-elle après ce premier échange de questions qui accompagne toute arrivée, « où as-tu laissé tes bagages, que je les envoie chercher ?

— A l'hôtel Richelieu, ma tante ; mais bien

vrai, je ne vous dérange pas, vous avez une chambre de trop?

— J'en ai deux pour toi, et une pour Alain, » dit Mme de la Noue en se dirigeant vers la sonnette.

« Je vais prévenir Julie, Madame, » s'écria Geneviève, qui apparut tout à coup et s'éclipsa aussitôt, heureuse d'avoir un prétexte pour quitter le salon.

« Quelle est cette jeune fille, ma tante? » demanda Raymond surpris. « Je ne l'avais pas vue en entrant, je ne l'ai même pas saluée.

— Tu lui feras tes excuses tout à l'heure. Elle est très timide et se tient volontiers à l'écart. Cette enfant, mon ami, c'est ma chère petite Geneviève, une orpheline qui est entrée chez moi en qualité de lectrice et de secrétaire, mais que j'aime comme une fille. Elle a été bien malheureuse, ce qui l'a rendue fière et susceptible; je me hâte de te le dire pendant qu'elle n'est pas là, car je connais ton bon cœur, et je suis sûre que tu seras bienveillant pour elle.

— Vous pouvez y compter, ma tante; puisque vous l'aimez comme une fille, elle sera pour moi une cousine, presque une sœur, » dit le jeune homme avec énergie.

« Merci, mon cher enfant. Du reste, tu ne tarderas pas à l'apprécier et à l'aimer pour elle-même. Mariette et Julie l'adorent, c'est tout dire; car tu sais que les vieux serviteurs ne sont généralement pas très bien disposés pour les demoiselles de compagnie, surtout lorsque celles-ci jouissent de la faveur des maîtres. Mais on ne peut vivre avec Geneviève sans s'attacher à elle. Elle aiderait au besoin les domestiques plutôt que de leur donner de la peine. Je n'ai jamais pu l'empêcher de faire sa chambre elle-même. Elle prétend l'avoir toujours fait, et que cet exercice lui est salutaire. Je te dis tout cela, » ajouta Mme de la Noue en baissant la voix, « parce que l'extrême réserve de Geneviève pourrait te paraître bizarre, et je ne veux pas que tu la juges mal un seul instant. Cette enfant vit chez moi au milieu du bien-être et du luxe, sans en jouir comme une autre le ferait certainement à sa place. Elle ne prend absolument que ce qu'il lui est impossible de refuser dans l'existence confortable et douce que je m'efforce de lui faire. Elle s'efface partout et toujours. Tiens, en ce moment elle s'est esquivée par discrétion, supposant que nous avions à causer; mais je suis si habituée à l'avoir près de moi, qu'il me semble que j'ai perdu mon bras droit quand elle n'est plus là.

— Rappelez-la, ma tante, je vous en prie! Je n'accepte votre hospitalité qu'à la condition de ne changer en rien vos habitudes.

— Sois tranquille, mon enfant, rien ne sera changé; mais ta présence nous égayera un peu. »

Mme de la Noue sonna pour demander de la lumière, et elle chargea en même temps

sa femme de chambre d'aller dire à Mlle Geneviève qu'on la réclamait au salon.

« Tu sais, » dit-elle confidentiellement,
« elle connaît Mlle de la Roche-Landeron !
Elles ont été ensemble au couvent.

— Ah bah ! Et que vous en a-t-elle dit ?

— Je l'ai à peine interrogée. Tu essayeras
de la faire parler ; mais, je te l'ai dit, elle
est excessivement discrète et réservée. Chut !
la voici. »

Julie entra, portant deux lampes allumées,
et, derrière elle, Geneviève s'avança timidement.

M. de Chanzeaux s'était levé pour la saluer,
et Mme de la Noue les présenta l'un à l'autre,
en toutes formes :

« Geneviève, mon neveu Raymond de
Chanzeaux, qui n'est pas un inconnu pour
vous... Raymond, Mlle Geneviève Oudet, mon
précieux petit bâton de vieillesse. »

Geneviève avait réussi à reprendre son
sang-froid depuis qu'elle avait quitté le salon,

et elle répondit au salut du jeune homme avec plus d'aisance et de dignité qu'elle ne s'en croyait capable.

Mme de la Noue avait repris son fauteuil auprès de la fenêtre; Raymond s'assit en face d'elle. Geneviève resta à quelque distance, à côté de la table qui supportait l'une des lampes, et elle prit son ouvrage. Elle mourait d'envie de regarder le jeune homme, qu'elle n'avait fait qu'entrevoir en entrant; mais elle n'osait pas, et ses yeux demeurèrent obstinément fixés sur sa broderie. Raymond en profita pour l'examiner tout à son aise. Ce que lui en avait dit sa tante l'avait intéressé à la jeune fille.

Elle portait encore le deuil de son père, un costume noir excessivement simple et sévère, mais qui n'avait cependant rien de banal. De profil, comme il la voyait, la tête inclinée, les yeux baissés sur son ouvrage, M. de Chanzeaux trouva qu'il y avait une grande distinction dans la coupe de son visage al-

longé. L'extrême finesse de ses traits, la pâleur translucide de son teint, lui donnaient
une apparence un peu maladive, jointe à un
air d'extrême jeunesse.

Geneviève ne sacrifiait qu'à moitié à la
mode du jour; juste assez pour ne point se
faire remarquer, ce qui était son ambition
suprême. Elle portait ses cheveux relevés
sur la nuque et tordus sur le sommet de la
tête en lourdes torsades, car elle en avait
tant que c'était presque trop; mais ils n'é-
taient pas coupés en frange sur le front, une
fine raie blanche séparait leur masse en deux
bandeaux épais, naturellement ondés, qui
se gonflaient d'eux-mêmes par un mouvement
souple et gracieux, voilant à demi son front
rêveur. Cette belle chevelure, d'un joli
châtain clair, où se jouait en ce moment la
lumière, était ce qui frappait en elle tout d'a-
bord, et Raymond sut en apprécier la valeur
en artiste.

Il aurait voulu revoir ses yeux, qu'elle

n'avait fixés sur lui qu'un instant, lorsqu'il lui avait été présenté; il sentait que là surtout devait résider le caractère de ce petit visage, qu'il ne trouvait déjà plus si effacé.

Il ne se trompait pas. Geneviève avait de très beaux yeux bruns, dont les larges prunelles, veloutées et pourtant lumineuses, éclairaient toute sa physionomie. Lorsqu'elle les attachait sur ceux qu'elle aimait, leur regard prenait une expression de tendresse indicible, à laquelle il était difficile de résister.

Mais, timide et renfermée en elle-même, la jeune fille n'abusait pas de ce pouvoir, qu'elle paraissait même ignorer; elle regardait dans sa pensée, et levait rarement les yeux, comme si le monde extérieur la laissait indifférente. Il ne devait plus en être ainsi, maintenant que celui qu'elle avait tant désiré connaître était là; elle brûlait du désir de le regarder à son tour, et cependant elle ne l'osait pas encore. A travers ses paupières baissées, elle sentait les yeux du jeune homme fixés sur elle, et sa respiration en était troublée. M. de Chanzeaux finit par le remarquer, et, se tournant vers sa tante, il rendit à Geneviève sa liberté.

Elle en profita aussitôt. Oh! oui, son portrait était ressemblant; c'était bien là le Raymond qui lui était depuis longtemps familier; mais celui-ci avait la vie, le mouvement, la parole, une voix chaude et vibrante, dont les intonations prenaient parfois une incomparable douceur.

Grand, vigoureux, large d'épaules et de poitrine, toute sa personne respirait la force, la santé, le bonheur. A l'élégance de sa tournure de jeune homme, souple et dégagée, se mêlait déjà quelque chose de plus mûr, presque d'imposant en dépit de sa gaieté, qui appelait la confiance et le respect.

Sa tête d'artiste, pleine d'intelligence et de feu, était aussi belle par l'expression que par la pureté des lignes. Ses cheveux bruns,

2.

vigoureusement rejetés en arrière, décou-
vraient les admirables proportions du front,
plus blanc que le reste du visage légèrement
bruni. Une barbe soyeuse, plus claire que les
cheveux, des yeux gris, à la fois très hardis
et très doux, une bouche pleine de bonté et
de franchise, dont le sourire laissait voir des
dents blanches et régulières, complétaient
l'ensemble de ce visage extrêmement sympathique et attirant.

L'extérieur de l'homme était parfaitement
en rapport avec son caractère spontané,
loyal et généreux.

Il était difficile de rencontrer deux natures
plus opposées que la sienne et celle de Geneviève, sauf sur un seul point : tous deux
étaient essentiellement bons. Mais il était
aussi gai qu'elle était triste, aussi expansif
qu'elle était renfermée. Ce contraste devait
être une raison de plus, s'il en était besoin,
pour que la jeune fille s'attachât à lui de toute
l'ardeur de son âme. Du premier regard elle

lui fut conquise tout entière ; c'était pour elle une émotion délicieuse que de sentir son cœur lui échapper pour s'élancer vers lui.

La vie qui débordait de cette nature heureuse et bienveillante semblait se communiquer autour de lui ; Mme de la Noue en était rajeunie. Le sang de Geneviève se mit à circuler plus vite, une légère teinte rose anima sa peau transparente, les lignes de son visage se détendirent ; un bien-être immense s'empara d'elle, et, oubliant momentanément tous ses soucis passés ou futurs, elle se sentit complètement heureuse.

Raymond ne s'aperçut pas de ce changement. Il ne la regardait plus. Tout en causant avec sa tante, il s'était levé, et, debout près de la fenêtre, respirant à pleins poumons l'air du soir, il contemplait le ciel criblé d'étoiles.

En revanche, depuis un moment Mme de la Noue surveillait sa petite amie. Habituée à lire sur son visage comme dans un livre, elle comprit aisément ce qui se passait en elle. L'excellente femme en fut navrée. Elle jugea nécessaire de la rappeler au sentiment de la réalité, si dur que cela lui parût à elle-même. Elle venait justement d'aborder avec Raymond, pour la première fois, la question de son mariage, et s'adressant tout à coup à la jeune fille : « Geneviève, » dit-elle douce-ment, « parlez-nous un peu de Mlle de la Roche-Landeron ; j'ai dit à mon neveu que vous la connaissiez, il serait bien aise d'avoir quel-ques renseignements sur elle. »

Geneviève, brusquement arrachée à son rêve, tressaillit et faillit pousser un cri; elle n'avait pas du tout suivi la conversation. Elle fut un moment avant de reprendre possession d'elle-même, et sa voix était encore mal as-surée lorsqu'elle répondit : « Madame, il y a cinq ans que je l'ai perdue de vue. Quand j'ai quitté le couvent, à la mort de ma mère, Mlle de la Roche-Landeron y était encore. »

M. de Chanzeaux s'était retourné pour

écouter; mais déjà la jeune fille avait repris son ouvrage, plus pâle que jamais, et ce fut à la timidité qu'il attribua le léger tremblement de sa voix et de ses mains.

« Vous étiez du même âge? » reprit la vieille dame.

« A peu près, oui, Madame.

— Est-elle aussi jolie qu'on le prétend? » demanda à son tour Raymond.

« Elle promettait d'être plutôt belle que jolie.

— Était-elle aimée de ses compagnes au couvent? » reprit le jeune homme, sans se douter du supplice qu'il infligeait à Geneviève.

La question était doublement pénible et embarrassante pour elle, car Théone de la Roche-Landeron ne lui avait laissé d'autre souvenir que celui d'un petit despote; mais elle ne pouvait pas le dire. Elle craignait même d'éprouver une animosité injuste à son égard; elle essaya de tourner la question :

« Je le suppose, » dit-elle; « elle était très généreuse et distribuait avec largesse toutes les gâteries qui lui venaient de sa famille. »

Cette réponse rendit M. de Chanzeaux rêveur. Il parut comprendre les réticences de Geneviève et n'osa plus l'interroger. Celle-ci s'en rendit compte, et avec loyauté elle ajouta :

« C'était une enfant très heureusement douée. Elle réussissait dans tout sans travail, pour ainsi dire, en se jouant. Je ne doute pas que ce soit aujourd'hui une jeune fille accomplie. »

Elle avait dit cela avec force et sincérité, et, bien que ses deux auditeurs eussent les yeux fixés sur elle, ni l'un ni l'autre ne put soupçonner le courage qu'il lui avait fallu pour prononcer cette phrase. Toutefois Raymond lui en sut gré. Un radieux sourire illumina son visage, un moment assombri, et se tournant vers sa tante : « Allons, » dit-il gaiement, « nous verrons cela. Qui sait?

mon bonheur est peut-être là!... Mais je
vous fais veiller bien tard, ma tante, dans
ma joie de me retrouver près de vous. Pardonnez-moi, et à demain! »

Il embrassa la vieille dame, tendit la main
à Geneviève par un mouvement simple et
amical, et gagna son appartement, où son
valet de chambre, Alain, avait déjà ter-
miné son installation.

II.

Quand Raymond s'éveilla le lendemain,
après avoir dormi d'un seul trait, l'obscurité
qui régnait dans sa chambre et le silence de
la maison lui firent penser qu'il était encore
trop matin pour se lever. Il allait se rendormir, lorsqu'il entendit la toux discrète d'A-
lain dans la pièce voisine. Nonchalamment,
le jeune homme étendit la main, cherchant
à tâtons le timbre d'argent qu'il savait trou-

ver au chevet de son lit, et, l'ayant rencontré, il y posa le doigt.

Alain apparut aussitôt par la porte de communication des deux chambres; et, si vite qu'il l'eût refermée, la lumière du grand jour avait un instant frappé les yeux de Raymond.

« Est-ce qu'il est tard? » demanda-t-il en s'étirant paresseusement.

« Neuf heures et demie, Monsieur.

— Comme j'ai dormi! les lits sont bons ici, et la maison est si tranquille, qu'on la croirait inhabitée.

— Elle est, en effet, à peu près déserte en ce moment, » dit Alain. « Ces dames sont sorties et la cuisinière est au marché. Julie attendait pour faire les chambres que Monsieur fût réveillé, de peur de troubler son sommeil.

— Ces dames sont déjà sorties! elles vont me trouver bien paresseux! » s'écria Raymond. Il se leva aussitôt, et commença hâtivement sa toilette.

En moins d'une demi-heure il fut prêt.
Alain, déjà mis au courant des habitudes de
la maison par la femme de chambre de
Mme de la Noue, put dire à son maître qu'il
n'avait qu'à descendre sur la petite plage de
Foncillon pour trouver ces dames. C'était là
que Geneviève se baignait tous les jours,
presque sous les fenêtres de la maison.

Les yeux perçants de M. de Chanzeaux
eurent vite fait de découvrir Mme de la Noue,
assise sous une tente; mais Geneviève n'était
pas auprès d'elle, et ce fut dans l'eau que le
regard du jeune homme alla la chercher.

Elle en sortait au moment où il abordait
la vieille dame, et il salua gaiement la jeune
fille, qui, un peu confuse, passait auprès
d'eux en courant, enveloppée d'un long peignoir blanc, pressée de regagner sa cabine.

Raymond la suivit du regard jusqu'à ce
qu'elle eût disparu; il prit alors une chaise à
côté de sa tante et, après lui avoir demandé
comment elle avait passé la nuit, il dit avec

vivacité : « Parlons un peu de Mlle Geneviève pendant qu'elle n'est pas là ; voulez-vous, ma tante? Depuis quand vit-elle avec vous? »

Rien ne pouvait faire plus de plaisir à Mme de la Noue que de parler à son neveu de sa favorite ; mais elle ne s'abusait nullement sur le sentiment qui poussait le jeune homme à revenir sur ce sujet. Il était bon, plein de bienveillance ; il savait Geneviève malheureuse, c'était suffisant pour qu'il s'y intéressât. En outre, elle lui avait laissé voir, la veille, l'affection qu'elle portait à Geneviève ; il était donc certain de lui faire plaisir en lui parlant d'elle.

« Nous vivons ensemble depuis que la pauvre petite a eu le malheur de perdre son père, voilà dix-huit mois.

— Cependant, ma tante, elle n'était pas chez vous quand je suis allé vous dire adieu avant mon voyage, au mois de septembre?

— Tu as raison, elle était en vacances chez son oncle, et tu es resté si peu de temps, nous avions tant de choses à nous dire, que je ne t'avais peut-être pas parlé d'elle.

— Il me semble bien pourtant que vous m'aviez dit avoir pris une demoiselle de compagnie; je me le rappelle à présent, vous m'aviez prévenu qu'elle vous servirait de secrétaire et serait la lectrice de mes lettres; mais, je ne sais pourquoi, je ne m'étais pas imaginé qu'elle fût aussi jeune. Je me figurais une vieille fille de trente-cinq à quarante ans... Mais alors c'est elle qui vous a soignée cet hiver, quand vous avez été si malade?

— Oui, » dit Mme de la Noue, attendrie par ce souvenir; « ton père t'en a parlé, je le vois.

— Je crois bien; il avait été touché de son dévouement pour vous : j'ai encore une de ses lettres où il me disait qu'une fille ne vous aurait pas entourée de plus de soins. Ne vous a-t-elle pas veillée pendant huit nuits, ou quelque chose d'approchant?

— C'est bien vrai; et tu dois comprendre ma tendresse pour elle à présent.

— Je crois bien! mais qui aurait pu croire tout cela d'une enfant? car elle a l'air d'une enfant. Ainsi donc la pauvre petite n'a plus de famille?

— Elle a un oncle, comme je te le disais tout à l'heure, qui a été nommé son tuteur, et celui de son frère et de sa sœur. Je crois qu'il a de l'affection pour eux, mais il a lui-même cinq enfants, et peu de fortune; cependant il s'est chargé du petit.

— Quel âge a-t-il, ce petit?

— Sept ans, et l'autre fille, douze ans. Geneviève est, à proprement parler, leur petite maman. Quand ils ont perdu leur mère, voilà cinq ans, Geneviève a voulu quitter le couvent pour venir s'occuper des enfants et tenir le ménage de son père. C'était trop gentil de voir cette fillette de quinze ans dans son rôle de maîtresse de maison; celle-là a été sérieuse de bonne heure.

— Vous la connaissiez déjà à cette époque, je le vois, » dit Raymond, que ces détails intéressaient de plus en plus.

« Oui. Ils habitaient tout près de chez moi, et nous étions en relations intimes depuis que M. Oudet avait été nommé à Bordeaux, voilà une dizaine d'années.

— Il était fonctionnaire ?

— Magistrat; homme distingué, et qui avait, disait-on, de l'avenir, mais aucune fortune. Le sort de ses enfants le préoccupait souvent; il m'en parlait quelquefois, sans prévoir qu'il viendrait à leur manquer sitôt. Il regrettait que Geneviève n'eût pas poursuivi ses études; si elle avait eu ses diplômes d'institutrice, il eût été plus tranquille, disait-il. Aussi travaillait-elle toute seule avec acharnement, quand elle en avait le temps, la pauvre mignonne, et après la mort de son père elle voulait passer ses examens, rêvant de s'installer dans une école de campagne avec les enfants auprès d'elle.

— Et c'est alors que vous lui avez offert de devenir votre lectrice, ce qui valait infiniment mieux, » dit vivement le jeune homme. « Vous m'avez dit que leur oncle a pris le petit garçon; mais la petite sœur, qu'est-elle devenue?

— Elle est au couvent. C'est pour Geneviève un gros chagrin d'être séparée de ces deux enfants qu'elle adore. J'aurais peut-être dû les prendre avec elle chez moi, » dit Mme de la Noue d'un ton de regret, « il y a certainement eu là de l'égoïsme de ma part. J'ai craint le bruit, le dérangement dans mes habitudes. Les enfants sont remuants et tapageurs, c'est de leur âge...

— Non, ma tante, vous ne pouviez pas vous en embarrasser, » interrompit M. de Chanzeaux, remué par la touchante bonté de sa tante, qui semblait s'excuser comme si elle était en faute. Il était frappé, au grand jour, par le changement qu'il trouvait chez Mme de la Noue; l'attaque de paralysie qu'elle avait

eue l'hiver précédent l'avait vieillie de dix
ans. Non certes, il ne lui fallait pas d'enfants
autour d'elle. L'excellente femme reprit, sans
se douter des réflexions de son neveu : « Ils
viennent passer les vacances de Pâques à la
maison, et j'en ai ensuite pour huit jours à
me reposer. C'est pourquoi, bien qu'il m'en
coûte de me séparer aussi longtemps de Geneviève, je lui permets d'aller les rejoindre
chez leur oncle aux grandes vacances. Après
notre saison à Royan, elle me quittera pour
un mois. Cela me paraîtra dur, car elle me
devient chaque jour plus nécessaire. Je ne
suis plus ce que j'étais...

— Vous viendrez passer ce temps-là à
Chanzeaux, ma tante, » dit Raymond avec
gaieté, voyant que sa tante allait s'attendrir,
comme les vieillards le font souvent sur eux-
mêmes. « Je ferai de mon mieux pour remplacer Mlle Geneviève... Ainsi les pauvres
enfants n'ont rien, rien ?

— Ils ont la dot de leur mère, vingt-cinq

mille francs : pour trois, ce n'est pas grand-chose. Geneviève, qui est très fière, comme je te l'ai dit, a abandonné le revenu de cette petite somme pour payer la pension de son frère et celle de sa sœur. Elle économise à peu près tous les appointements que je lui donne pour grossir leur petit capital ; il lui faut si peu de chose, à elle !

— Vous allez peut-être me trouver bien indiscret, ma tante, » dit Raymond après un moment d'hésitation, « mais je ne puis m'empêcher de vous poser cette question : est-ce que vous ne ferez rien pour l'avenir de cette jeune fille ?

— Tu ne m'en voudrais donc pas, si je le faisais ?

— Oh ! ma tante ! J'en serais bien heureux, au contraire !

— Tu me fais le plus grand plaisir en me disant cela, » s'écria la vieille dame rayonnante, « et je te remercie de me l'avoir demandé. Je ne pouvais traiter cette question

avec toi par lettres, puisque ma vue très
affaiblie m'oblige à recourir toujours à Geneviève. C'est en partie pour cela que j'insistais
pour te faire venir ici. Je pensais bien que,
lorsque tu la connaîtrais, tu t'intéresserais à
elle... Mais tes parents, que diront-ils? car
enfin tu es mon unique héritier, et tout ce
que je donnerai à une autre, tu l'auras en
moins.

— Oh! ma tante, je vous en prie! Donnez-
lui ce que vous voudrez; si cela vous fait
plaisir, j'y souscris des deux mains! N'auriez-vous pas aujourd'hui, probablement,
des petits-enfants, si vous aviez eu le bonheur de conserver votre fille? Je suis sûr que
mon père vous parlerait comme moi.

— Merci, mon enfant, tu me rends bien
heureuse... Ah! si ce n'était ta mère... »
Elle allait faire allusion à son rêve, mais
Raymond se méprit et l'interrompit en disant : « Ma mère est ambitieuse pour moi;
mais elle est bonne, très bonne, et elle m'ap-

prouvera. D'ailleurs, si ce mariage réussit, je ne serai que trop riche. »

Mme de la Noue poussa un soupir : « Pauvre Geneviève, » dit-elle; « vois-tu? elle a, plus qu'une autre, besoin d'une vie douce et exempte de fatigues; elle n'est pas très robuste. Sa pâleur m'inquiétait, le médecin m'a conseillé de lui faire prendre les bains de mer; mais je me suis bien gardée de lui dire que c'était pour elle que nous venions à Royan, elle s'y serait refusée... Ah! la voici rhabillée. Eh bien, mon enfant, le bain était-il bon aujourd'hui?

— Excellent, Madame; cela me fait un bien infini! »

Elle avait dit cela avec plus d'ardeur qu'elle n'en mettait ordinairement dans ses paroles. Sa vieille amie la considérait avec plaisir, et Raymond l'examinait aussi avec plus de bienveillance que la veille, s'il est possible.

A la lumière du grand jour, Geneviève lui parut encore plus jeune. Son visage était animé, et il trouva qu'il ne lui manquait, pour être jolie, qu'un peu plus de couleurs aux joues et l'expansion que donne le bonheur.

Ni lui ni sa tante ne pouvaient soupçonner, en la voyant si paisible, qu'elle avait passé une nuit à peu près blanche et des plus agitées. Les émotions de la soirée l'avaient absolument bouleversée. Une fois seule, elle s'était abandonnée sans contrainte à son attendrissement; tantôt pleurant, à croire que son cœur allait éclater; tantôt inondée d'une joie folle à la pensée que Raymond était là, sous le même toit qu'elle, et que pendant trois semaines elle pourrait le voir à toute heure du jour.

C'était ce dernier sentiment qui l'avait emporté. Après cette nuit d'insomnie, elle s'était levée plus joyeuse qu'elle ne se rappelait l'avoir été depuis son enfance. Quelque chose chantait au dedans d'elle-même; ses yeux s'ouvraient à la vie; tout lui paraissait plus beau et meilleur; pour un peu elle eût remercié le ciel d'être si bleu, la mer d'être si calme et les feuilles des arbres de s'agiter si doucement ; et si on lui eût dit que tout cela avait le même charme, la même beauté les jours précédents, elle se serait refusée à le croire.

« Est-ce que vous rentrez déjà ? » dit Raymond, en offrant le bras à sa tante qui venait de se lever.

« Non, » dit-elle ; « mais il commence à faire bien chaud ici ; nous avons pris l'habitude, après le bain de Geneviève, de remonter nous asseoir sous les arbres de la promenade, où il y a plus d'air. Parfois même, quand je suis fatiguée, je ne descends pas sur la plage, et j'envoie Julie surveiller ma chère fille.

— Ainsi Mlle Geneviève ne fait jamais la réaction après le bain ? C'est très mauvais, ma tante, de rester comme cela sans bouger en sortant de l'eau.

— Tu as peut-être raison, mon enfant ;

mais Geneviève ne peut pas se promener seule, et je suis devenue bien mauvaise marcheuse depuis que nous nous sommes vus.

— Voulez-vous me confier Mlle Geneviève, ma tante? Je lui ferai faire une petite promenade sur la falaise.

— Si j'ai confiance en quelqu'un, c'est assurément en toi, » dit gaiement Mme de la Noue, « mais cela ne me paraît pas tout à fait correct.

— Pourquoi? Si on ne peut pas prendre ici un peu plus de liberté qu'à la ville, ce n'est vraiment pas la peine d'y venir! » s'écria le jeune homme avec fougue. « Personne ici ne me connaît. Vous connaît-on davantage?

— Oh! moi, je vois si peu de monde! » dit la vieille dame en hochant la tête. « Je n'ai pas encore aperçu une figure de connaissance. Allons, si Geneviève y consent, emmène-la! »

Ils étaient arrivés sur la hauteur, assez

pénible à gravir pour Mme de la Noue. Elle lâcha le bras de son neveu pour lui rendre sa liberté, et, tout essoufflée, elle se laissa tomber sur une chaise de la promenade.

M. de Chanzeaux se tourna alors vers la jeune fille, qui avait suivi ce petit débat avec une vive anxiété :

« Voulez-vous? » dit-il en s'approchant d'elle tout souriant.

« Vous n'avez pas besoin de moi, Madame ; bien vrai? » demanda Geneviève, penchée vers sa vieille amie. L'envie qu'elle avait d'accepter la proposition du jeune homme se lisait sur son candide visage.

« Non, mon enfant. Me voici installée ; je suis à la porte de la maison, vous pouvez me laisser sans crainte ; mais il est déjà tard, ne soyez pas trop longtemps.

— Nous serons de retour à onze heures et demie, » dit Raymond en tirant sa montre ; « nous avons trois quarts d'heure devant nous ; c'est plus de temps qu'il ne nous en faut. »

Il offrit son bras à Geneviève et s'engagea avec elle sur la plate-forme qui domine et contourne la petite baie de Foncillon.

La jeune fille croyait marcher dans un rêve. Était-ce bien elle qui s'en allait ainsi toute seule avec ce Raymond qu'elle désirait depuis si longtemps connaître? L'abstraction avait-elle pu si vite devenir réalité? Sa main s'appuyait-elle réellement sur ce bras solide, ou bien tout cela allait-il s'évanouir tout à l'heure comme un songe?

Ils arrivèrent jusqu'au bord de la falaise sans avoir rompu le silence. Elle savourait son bonheur. Lui, bien éloigné de soupçonner les sentiments qui agitaient sa compagne, repassait dans son esprit tout ce que sa tante venait de lui dire, et se demandait comment il allait entamer la conversation sans trop l'effaroucher, mais en lui laissant voir cependant la sympathie toute fraternelle qu'elle lui inspirait.

Parvenus à cette limite, ils s'arrêtèrent

spontanément pour contempler la mer. Le
flot montait, avec cette régularité des temps
calmes qui ressemble à la respiration d'un
être vivant, et venait s'abattre avec un
doux bruissement sur les rochers revê-
tus de goémon qui s'allongeaient à leurs
pieds.

L'air était si paisible, que c'est à peine si
la marée se faisait sentir au delà, sur cette
vaste étendue d'eau, d'un bleu profond au
large, d'une nuance plus pâle et comme ar-
gentée près des bords. Les bateaux amarrés
dans le port et dans la grande conche semblaient immobiles, et les petites barques de
pêche disséminées çà et là oscillaient si
légèrement, qu'il fallait les regarder longtemps pour apercevoir leur balancement insensible. Une brume légère estompait la côte
opposée et se fondait harmonieusement dans
le bleu cru du ciel, bien plus vif que celui
de l'Océan.

« Que c'est beau, la mer ! » murmura involontairement Geneviève sans avoir conscience qu'elle pensait tout haut.

« Oui, » répondit Raymond, « c'est un des spectacles dont on se lasse le moins vite. Sous tous ses aspects elle charme et attire, on la trouve toujours nouvelle, toujours différente d'elle-même. L'avez-vous vue quelquefois furieuse? C'est là surtout qu'elle est splendide!

— Il a toujours fait beau depuis que nous sommes ici, et je n'avais jamais vu la mer auparavant, » dit Geneviève.

« Il y aura certainement quelques mauvais jours avant notre départ, » reprit M. de Chanzeaux; « je le souhaite, pour ma part, car cette continuité de beau temps fatigue à la longue, ne trouvez-vous pas?

— On peut donc se lasser des meilleures choses? » soupira Geneviève, le regard perdu dans l'espace et répondant plutôt à sa pensée qu'à son compagnon. Pour elle, il lui semblait qu'elle ne se fatiguerait jamais de ce bonheur, encore si nouveau et qui succédait à tant de mauvais jours.

Raymond ne pouvait deviner tout ce que renfermait le soupir de la jeune fille ; toutefois sa réflexion le ramena au sentiment des peines qu'elle avait éprouvées, et il se reprocha ce qu'il avait dit.

« Est-ce que ma tante ne se promène jamais plus que cela ? » demanda-t-il vivement pour changer la conversation, en se remettant en marche.

« Non, Monsieur ; elle est malheureusement bien affaiblie depuis sa terrible attaque de cet hiver. Cependant tous les jours, vers quatre heures, nous sortons en voiture pour prendre l'air ; cela suffit à Mme de la Noue.

— Oui, mais cela n'est pas suffisant pour une jeune fille de votre âge. Un peu d'exercice vous serait salutaire. Je me félicite d'être venu ; si vous le voulez bien, je vous ferai faire une petite promenade tous les jours ?

— Merci ! » dit Geneviève avec une pro-

fonde gratitude, « mais je ne puis accepter.
Mon devoir est de rester auprès de Mme votre tante; elle est si seule quand je ne suis
pas là! »

Raymond allait lui répondre, ce qu'il sentait vrai, que Mme de la Noue n'était pas
égoïste et qu'elle l'aimait trop pour la priver
d'un plaisir; mais il n'en eut pas le temps,
un vieux monsieur et une jeune dame, qui
passaient tout près d'eux sur la falaise, venaient de s'arrêter, et la jeune femme s'écria :
« Je ne me trompe pas, il me semble? C'est
bien Geneviève? »

Celle-ci, surprise, regarda l'inconnue, et
fut à la fois heureuse et troublée en reconnaissant une de ses bonnes amis de couvent,
Aline de Méran. Aussitôt Geneviève quitta
le bras de M. de Chanzeaux, qui se tint discrètement à distance, chapeau bas, tandis
que, de son côté, le compagnon de Mlle de
Méran restait en arrière, mais très absorbé
dans la lecture d'un journal.

Les deux jeunes filles s'embrassèrent affectueusement, et la nouvelle venue dit tout
bas à Geneviève: « Présente-moi ton cavalier,
quel est son titre? Cousin, fiancé? Car tu n'es
pas mariée, que je sache?

— Rien de tout cela, » dit rapidement et
très bas Geneviève toute confuse. « Il ne m'ap-
partient pas de te le présenter, c'est M. de
Chanzeaux, le neveu de Mme de la Noue, dont
je suis la lectrice.

— M. de Chanzeaux! Oh! j'en ai souvent
entendu parler; c'est l'ami de quelqu'un que
je connais, et que je te ferai connaître bientôt, j'espère, » dit Aline en rougissant. « Es-
tu ici pour longtemps?

— Pour trois semaines à peu près; et toi?

— Moi aussi! Nous arrivons seulement,
mon oncle et moi. Quel bonheur de t'avoir
rencontrée! Je ne connais personne ici, et je
me trouvais bien isolée. Est-ce que je pour-
rai aller te voir? ce ne sera pas indiscret?

— Oh! non, » dit Geneviève, « Mme de la

Noue est si bonne pour moi! Elle te recevra bien, je n'en doute pas.

— Eh bien, j'irai; aujourd'hui même. Où demeures-tu? »

Geneviève lui donna son adresse, et Aline reprit : « Nous causerons tantôt, je ne veux pas te retenir davantage, ton compagnon prendrait de moi une mauvaise opinion, et je ne le veux pas! » Les deux jeunes filles échangèrent une poignée de main, et chacune d'elle rejoignit son cavalier.

Il était tard, et, pour ne pas faire attendre sa tante, Raymond proposa à Geneviève de revenir sur leurs pas et de marcher un peu vite : « Y a-t-il indiscrétion à vous demander le nom de la jeune dame que nous venons de rencontrer? » demanda-t-il alors.

« Pas du tout. C'est Mlle de Méran. Ce vieux monsieur, qui est son oncle et son tuteur, est son seul parent. Il y a, comme vous voyez, des points de contact entre nous; seulement Aline est une riche héritière, » ajouta Geneviève avec un sourire un peu mélancolique.

« Le ciel lui devait bien cette petite compensation, » dit M. de Chanzeaux avec gaieté, « car sous d'autres rapports il a été pour elle assez avare.

— Comment cela? Vous la trouvez laide?

— Oh! oui! » s'écria Raymond dans un cri parti du cœur.

« Vous jugez en artiste, je le comprends, » dit Geneviève pensive, « mais moi, qui ne la vois pas avec les mêmes yeux que vous, je ne puis pas la trouver laide : elle a tant d'esprit! et pourtant elle est si bonne!

— En effet, » dit M. de Chanzeaux avec empressement, « sa figure pétille d'intelligence, et elle a paru si contente de vous voir, que j'ai deviné en elle une véritable amie pour vous. Pardonnez-moi donc ce que j'ai dit; je suis parfois un peu franc, c'est un grand défaut! »

Tout en causant, ils étaient arrivés à la

maison. M^{mo} de la Noue, qui guettait leur retour de la fenêtre du salon, leur dit gaiement :
« Il me semble que vous avez trouvé la
promenade agréable, car vous avez un peu
oublié l'heure du déjeuner. Allons, mignonne, montez vite enlever votre chapeau. »

Geneviève courut à sa chambre, et jeta ses
gants et son chapeau sur le lit avec une vivacité qui ne lui était pas ordinaire ; mais ce
qui était encore bien moins dans ses habitudes, avant de redescendre, elle se plaça devant
l'armoire à glace et s'examina avec une sorte
de curiosité ardente. Raymond avait osé lui
dire énergiquement qu'Aline était laide. Il
ne la trouvait donc pas laide, elle Geneviève,
pour oser ainsi lui parler d'une femme?

L'image que la glace lui renvoya en réponse à son interrogation était en effet si différente de ce qu'elle avait contume d'y voir,
que Geneviève hésita presque à se reconnaître. Quoi? cette jeune fille aux joues roses,

au front radieux, dont les yeux exprimaient tant de bonheur, c'était elle? Cette vue lui fit peur. Si elle se trouvait elle-même si changée, que devaient penser les autres? Son secret allait-il donc lui échapper dès le premier jour? Mon Dieu, quelle honte, quel affront, si M. de Chanzeaux s'en apercevait, lui aussi! Cette pensée la mordit si douloureusement au cœur, qu'elle n'eut pas besoin de composer son visage. Lorsque Geneviève entra dans la salle à manger, sa physionomie s'était éteinte comme une lampe dont on a soufflé la flamme.

Après le déjeuner, Raymond passa dans le jardin pour fumer un cigare, et les deux dames s'installèrent au salon, ainsi qu'elles le faisaient chaque jour, l'une pour lire, l'autre pour écouter.

La chaleur était à peine moins lourde que la veille, et l'on aurait pu croire qu'il n'y avait rien de changé, en voyant Geneviève, assise à la même place devant sa vieille amie, ouvrir le livre à la page où elle l'avait abandonné.

Et cependant quelle différence! A travers les deux portes de la salle à manger, ouvertes pour laisser circuler l'air, on voyait passer et repasser la haute taille de M. de Chanzeaux. Le cigare aux dents, les mains derrière le dos, il se promenait dans l'ombre projetée par la maison, et il s'arrêtait souvent pour jeter un coup d'œil dans le salon, presque entièrement plongé dans l'obscurité.

Geneviève n'avait pas besoin de le regarder pour le voir. Comme elle s'était placée, le livre à la hauteur des yeux, elle ne le perdait ni du regard ni de la pensée. On l'eût mise dans un grand embarras en lui demandant brusquement de raconter ce qu'elle venait de lire.

Son cigare achevé, M. de Chanzeaux pénétra dans le salon. Geneviève interrompit aussitôt sa lecture, et le jeune homme lui prit des mains le volume en disant gaiement :

4

« Laissez-moi vous remplacer un peu, Mademoiselle ; il y a bien longtemps que je n'ai eu le plaisir de faire la lecture à ma tante.

— Oh ! que tu es gentil ! » s'écria la vieille dame charmée ; « vous allez voir, Geneviève, comme ce garçon lit bien !

— Vous me l'avez souvent dit, Madame, » répondit timidement la jeune fille ; « je vais prendre une leçon. »

Raymond se mit à rire et à railler l'enthousiasme de sa tante ; mais il n'avait pas lu une demi-page, que Geneviève était plus que jamais sous le charme.

Si la voix du jeune homme était déjà pleine de séductions lorsqu'il parlait simplement, c'était bien autre chose lorsqu'il lisait. Son ton changeait avec les personnages qu'il faisait parler, tour à tour faible et doux, ou violent et passionné, naturel dans le récit, coloré et chaud dans les descriptions, et tout cela avec une aisance, une souplesse, une grâce inimitables.

Il lisait depuis longtemps déjà, sans paraître fatigué et sans que ses deux auditrices at-
tentives songeassent à l'arrêter, quand le timbre de la porte retentit, et presque aussitôt
Mlle de Méran fut introduite au salon.

Geneviève avait annoncé sa visite à Mme de
la Noue, qui lui fit le plus aimable accueil et
lui présenta son neveu. Aline tendit tout de
suite la main à M. de Chanzeaux en disant :
« J'ai beaucoup entendu parler de vous, Monsieur, sans vous connaître, et j'ai eu le plaisir
de voir M. votre père et Mme votre mère, il y a
quelques mois seulement.

— Vraiment, Mademoiselle ! » dit Raymond
subitement intéressé. « Il faut donc que vous
soyez allée à Chanzeaux, car mes parents
sont si sédentaires, qu'on a bien peu de chance
de les rencontrer ailleurs.

— Oui, Monsieur, je suis allée à Chanzeaux
pendant votre voyage en Orient, » reprit
Aline ; « j'ai passé tout le mois d'avril chez
ma cousine d'Auberives, à deux lieues de

Chanzeaux, et nous avons voisiné avec votre famille. »

La conversation, ainsi engagée, ne pouvait languir. Aline avait beaucoup d'esprit, l'usage du monde, et cette assurance que donne à une jeune fille, orpheline depuis longtemps, l'habitude de penser par elle-même, et aussi l'appui que prête une grande fortune. De plus, elle était fiancée, ce qui lui donnait déjà un peu l'aplomb et les allures d'une jeune femme.

Mme de la Noue proposa tout bas à Geneviève d'emmener son amie au jardin, si elles voulaient bavarder plus librement; mais Geneviève, qui redoutait les questions d'Aline, s'en défendit énergiquement : « Nous n'avons pas de secrets à nous dire, » s'écria-t-elle vivement, « et, si cela ne vous ennuie pas, Madame, je préfère rester près de vous. »

La vieille dame ne demandait pas mieux. Mlle de Méran ne lui avait pas déplu, et elle était bien aise de l'entendre causer davantage. Quant à celle-ci, qui avait l'oreille aussi fine

que l'esprit éveillé, elle avait compris la proposition de Mme de la Noue, et elle avait cru
deviner le motif du refus de Geneviève; mais
elle n'eut garde d'en rien laisser paraître.

Tout en causant avec Aline, M. de Chanzeaux se disait tout bas que Geneviève avait
raison et que Mlle de Méran, après tout, n'était
pas si laide que cela, ou du moins qu'elle
avait une laideur agréable. Ses yeux noirs
étaient pleins de feu; sa bouche trop grande,
mais d'un beau rouge, avait un sourire ma-
licieux, qui n'excluait pas la bonté et qui laissait voir deux rangées de dents si blanches
et si bien alignées, que c'était comme un
éblouissement au milieu de ce visage brun.
Tous ses traits, pris à part, étaient irréguliers,
à peine ébauchés; mais ils étaient si mobiles,
qu'on avait peine à les saisir au repos; ils
s'harmonisaient bien ensemble, et c'eût été
presque dommage d'y rien changer. Du reste,
sa taille était charmante, et il régnait dans
toute sa personne un tel air de bonté, de sim-

plicité en même temps que de bonheur intime, qu'il semblait vraiment qu'elle n'eût
rien à envier à personne.

« Est-ce que vous êtes venue seule, Mademoiselle? » demanda Mme de la Noue.

« Non, Madame, bien que ce soit absurde
de ne pouvoir faire un pas, même ici, sans
être accompagnée, » dit Aline avec pétulance.
« Ma femme de chambre est là qui m'attend.
Mon oncle n'aime guère les visites, et cela
se conçoit : il est affligé d'une surdité telle, que
la conversation est à peu près impossible avec
lui. Ça n'est pas très gai pour moi, je vous
assure !

— Et vous êtes toujours seule avec lui?

— Pour le moment, oui, Madame, » dit
Mlle de Méran en rougissant légèrement;
« mais nous attendons prochainement mon
fiancé, M. de Puy-Jaslin, un de vos amis, je
crois, Monsieur?

— Patrice? » s'écria Raymond en bondis-
sant sur son fauteuil.

« Justement, Patrice!

— J'en suis ravi! Ce cher de Puy-Jaslin,
il y a un siècle que je ne l'ai vu; que
devient-il?

— Je ne sais si vous avez appris tous les
deuils successifs qui l'ont frappé, » dit Aline
un peu tristement, « c'est ce qui a retardé
notre mariage. Le voilà, comme moi, sans famille. Il est toujours militaire. C'est à Libourne qu'il est en garnison maintenant, tout
près de moi. Il attend un congé pour venir
nous retrouver ici.

— J'aurai bien du plaisir à le revoir, » dit
Raymond. « Je n'ai pas eu de ses nouvelles
depuis mon départ pour l'Orient, et j'ignorais
tous ses malheurs... et son bonheur, » ajouta
le jeune homme en s'inclinant avec grâce devant Aline.

« C'est curieux comme on se retrouve! »
s'écria Mlle de Méran, qui reprit sa vivacité.
« Il faut venir aux bains de mer pour cela!
Vous allez retrouver un ami; moi, je retrouve

Geneviève ! Nous allons revoir également une autre de nos compagnes de couvent, paraît-il ; Geneviève, tu n'as pas oublié la *Belle aux cheveux d'or ?* »

Geneviève rougit et, malgré elle, son regard se porta sur M. de Chanzeaux : « Tu veux parler de Mlle de la Roche-Landeron, » dit-elle avec effort ; « comment sais-tu qu'elle vient ici ?

— Je l'ai appris par Mme de Bonnal.

— Mme de Bonnal est-elle déjà ici ? » demanda Raymond.

« Depuis deux jours, oui, Monsieur.

— Auriez-vous l'obligeance de me donner son adresse, » dit M. de Chanzeaux avec vivacité, « ma mère m'a expressément recommandé d'aller la voir tout de suite.

— Elle demeure avenue du Casino, n°...

— Mme de Bonnal ? » répéta Mme de la Noue, « alors c'est elle qui...? » Elle s'arrêta au milieu de sa question en regardant son neveu.

« Oui, ma tante, » dit gaiement le jeune

homme, « c'est Mme de Bonnal qui veut bien
s'intéresser à moi.

— Ta mère m'écrit que cette dame me connaît ; mais je ne la connais pas du tout, moi !

— Vous la connaissiez peut-être, Madame,
sous le nom d'un de ses premiers maris, »
dit Aline en riant. « Elle s'est appelée suc-
cessivement : Mme de Pressac, Mme de Villiers,
et enfin Mme de Bonnal.

— C'est cela ! » s'écria Mme de la Noue. « J'ai
en effet connu une Mme de Pressac, que j'ai
perdue de vue depuis longtemps ; elle doit
approcher de la cinquantaine ?

— Oui, Madame, » répondit Mlle de Méran,
et elle ajouta avec gaieté : « C'est une excellente femme, et je l'aime beaucoup : elle n'a
qu'un défaut, c'est de vouloir marier tout le
monde ! Elle a passé sa jeunesse à se marier
elle-même ; puis elle s'est occupée de marier
ses deux filles, et maintenant elle ne peut
rester inactive, et cherche à marier tous les
jeunes gens et toutes les jeunes filles qu'elle

connaît. Je crois qu'elle m'en veut un peu de
m'être passée d'elle et d'avoir fait mes affaires
toute seule ! Elle me disait hier qu'elle s'occupait en ce moment de Théone de la Roche-
Landeron, mais elle ne m'avait pas dit quel
était l'heureux mortel qu'elle lui destinait...
Oh ! je vous demande pardon, Monsieur, »
ajouta la pétulante jeune fille en se tournant
vers M. de Chanzeaux, « moi, je devine tous
les secrets, mais je suis très discrète ! Je ne
lui dirai même pas que je vous ai vu, car je
vais chez elle en ce moment ; elle veut bien se
charger de moi pour l'heure de la promenade,
ce qui fait grand plaisir à mon oncle.

— Mais nous pourrions peut-être vous accompagner, au contraire, si vous le voulez
bien ? » dit Mme de la Noue.

« Si je le veux ? c'est-à-dire que j'en serai
ravie !

— Dois-je aller chercher une voiture, ma
tante ? » demanda Raymond.

« C'est inutile, mon enfant ; j'ai pris un

abonnement avec un cocher qui vient tous les jours à quatre heures. La voiture va être là tout à l'heure ; je déteste ces horribles paniers à rideaux bigarrés, et j'ai choisi une calèche, qui a un peu meilleur air. »

Un instant après la voiture s'arrêtait devant la porte, et Raymond constata effectivement qu'elle n'avait pas la mine d'une voiture de louage ; le conducteur lui-même, avec sa houppelande bleue, singeait presque le cocher de bonne maison.

Mme de la Noue sonna pour demander son chapeau, son mantelet et ses gants, et donna l'ordre de renvoyer la femme de chambre de Mlle de Méran.

Geneviève s'échappa pour se préparer à sortir ; mais le coup d'œil qu'elle jeta au miroir, en mettant son chapeau, ne ressemblait plus à celui du matin. Les larmes, qu'elle avait non sans peine réussi à retenir jusque-là, roulèrent brusquement sur ses joues. Cette visite qu'elle allait faire, en société de M. de

Chanzeaux, n'était-elle pas la preuve qu'il consentait à ce mariage ? On l'attendait, et elle voulait se hâter ; mais, aveuglée par ses pleurs, elle ne trouvait plus ses gants ni son ombrelle.

« Es-tu prête, Geneviève ? » cria d'en bas la voix joyeuse d'Aline. « Faut-il que je monte t'aider ?

— Je descends ! » s'écria-t-elle bien vite, et elle se hâta de passer de l'eau fraîche sur ses yeux. Son grand chapeau mettait heureusement dans l'ombre le haut de son visage ; cependant Mlle de Méran découvrit la trace de ses larmes, et du même coup elle devina le secret de Geneviève, qu'elle soupçonnait déjà. Elle sentit immédiatement le besoin de se rapprocher d'elle et de lui témoigner sa sympathie ; elle lui passa le bras autour de la taille et dit avec élan :

« Que je suis contente de t'avoir retrouvée, ma petite Geneviève ; tu sais, tu as en moi une véritable amie ! »

Lorsqu'ils s'arrêtèrent devant la porte de

Mme de Bonnal, une autre voiture y stationnait
déjà.

« Il y a une visite, » dit Mme de la Noue,
« c'est ennuyeux !

— Je ne crois pas, Madame, » répondit
Aline, « Mme de Bonnal m'avait donné rendez-
vous pour aller à Pontaillac, et je pense que
c'est la voiture qui nous attend. »

En effet Mme de Bonnal était seule, le chapeau sur la tête, gantée, toute prête à sortir,
quand les visiteurs furent introduits auprès
d'elle.

Ainsi que l'avait dit Mlle de Méran, c'était la
meilleure femme du monde, le cœur sur la
main, obligeante pour tout le monde, ce qui
lui faisait beaucoup d'amis. Elle n'avait jamais
dû être jolie, mais sa physionomie gracieuse
et la vivacité de sa conversation la rendaient
encore très agréable sous ses cheveux gris.

Elle parut enchantée de renouveler connaissance avec Mme de la Noue, et la remercia
d'avoir bien voulu venir la voir la première.

« Je comptais, » ajouta-t-elle, « écrire ce soir un petit mot à M. de Chanzeaux et me présenter demain chez vous, Madame. Votre empressement est pour moi d'un bon augure, » continua-t-elle en se tournant gracieusement vers Raymond, et plus bas : « Cela marche très bien, vous savez?

--- Vous pouvez parler plus haut, Madame, » dit le jeune homme en souriant; « tout le monde ici est dans le secret.

— Vraiment? Et ces jeunes filles seront discrètes?

— Comme la tombe, Madame ! » dit Aline avec gaieté; « je réponds de Geneviève comme de moi-même.

— Mademoiselle est aussi une de vos parentes, Madame? » demanda Mme de Bonnal à Mme de la Noue.

« C'est tout comme, » répondit celle-ci; « Geneviève est mon enfant d'adoption.

— Ma meilleure amie de pension, » ajouta Aline.

Mme de Bonnal tendit aussitôt la main à Geneviève :

« Soyez donc doublement la bienvenue, Mademoiselle, » lui dit-elle; « mais alors vous connaissez également Théone de la Roche-Landeron ?

— Oui, Madame, » répondit Geneviève, très gênée de sentir tous les regards fixés sur elle.

« C'est à merveille ! Nous aurons des réunions charmantes avec ce noyau de jeunesse. Quand arrive le beau fiancé, Aline ?

— Je ne sais pas au juste. Et Théone, Madame ?

— Ce soir ! » dit Mme de Bonnal d'un ton triomphant qui fit tressaillir Geneviève et même Raymond. « Oui, ce soir, » reprit-elle avec un clignement d'yeux significatif à l'adresse du jeune homme, dont elle avait vu le mouvement. « Leur régisseur est ici depuis hier ; il a loué pour eux une très belle habitation à Pontaillac, la villa Malgrétout.

— Je sais où elle est, » dit Aline ; « sur la hauteur qui domine la plage : ils seront très bien là.

— Vous alliez sortir, Madame, » dit alors Mme de la Noue en se levant, « nous ne voulons pas retarder votre promenade...

— Nous pourrions la faire ensemble, » insinua Mme de Bonnal.

« Très volontiers, » répondit complaisamment la tante de Raymond.

« Alors je vous enlève votre cavalier pour le prendre dans ma voiture, » dit vivement Mme de Bonnal, « j'ai mille choses à lui dire ! »

Force fut à Raymond de se résigner de bonne grâce, et de s'asseoir en face de Mme de Bonnal dans un de ces petits paniers que détestait Mme de la Noue. Les trois autres dames restèrent donc seules dans la calèche, qui prit les devants. Geneviève fut triste et songeuse tout le long de la route, heureusement assez courte ; elle ne répondait que par

monosyllabes aux questions qui lui étaient
adressées; son esprit était ailleurs.

« Restons-nous ici ? » demanda Mme de
Bonnal en désignant la terrasse de l'établissement des bains, devant lequel ils étaient
descendus de voiture.

« Ah! non, » dit vivement M. de Chanzeaux,
« descendons sur le sable; si l'on a bien compris mes ordres, la tente doit y être dressée...
tenez, je la vois d'ici; Alain a choisi le bon
endroit, juste à la limite du sable mouillé, un
peu à l'écart de la foule. »

La tente en question était un large parasol
de coutil rayé gris et rouge, orné de dente-
lures et d'une frange, qui servait d'abri au
jeune homme pour peindre, mais qui était
assez vaste pour donner de l'ombre à cinq
personnes.

Alain, qui n'avait préparé que trois chaises,
s'empressa d'aller en chercher d'autres, et
l'on se groupa le plus commodément possible
en face de la mer.

Avant de s'asseoir, Mme de Bonnal montra à M. de Chanzeaux la maison que devait habiter la famille de la Roche-Landeron.

« C'est bien grand pour trois personnes, » dit-il en riant, « ils aiment à être à l'aise.

— Ils sont bien plus de trois, » répondit vivement Mme de Bonnal ; « sans parler des domestiques, ils sont quatre maîtres, le jeune Raoul vient avec eux.

— Qui ça, Raoul? » demanda M. de Chanzeaux avec un petit froncement de sourcils involontaire qui mit en gaieté la rieuse Aline.

« Raoul est le cousin germain de Théone, » reprit Mme de Bonnal; « c'est un enfant qu'elle a surnommé son page, parce qu'il la suit partout comme son ombre. Le pauvre garçon en est éperdument amoureux.

— Quel âge a *cet enfant ?* » demanda Raymond en se mordant les lèvres.

« Je ne sais : dix-neuf ou vingt ans. Oh ! n'en prenez pas ombrage ! Quand vous l'aurez vu, vous serez rassuré.

— Est-ce qu'il est orphelin ? » dit à son tour Mme de la Noue.

« Pas du tout. Il a son père et sa mère, et il aura un jour une grande fortune, s'il vit assez longtemps pour en jouir ; car, sur sa mine, on ne lui donnerait pas pour six mois d'existence. S'il venait à mourir, sa cousine en hériterait naturellement.

— J'ai eu l'occasion de le voir à Auberives, » dit Aline avec empressement, s'apercevant que le visage de M. de Chanzeaux s'était encore assombri ; « il est bien pâle et bien maigre en effet, mais je ne le crois pas si malade que cela ; il est chétif, voilà tout. Est-il vrai, comme on le disait là-bas, que M. et Mme de la Roche-Landeron le reçoivent toujours seul, et ne veulent pas voir ses parents ?

— C'est très exact : sa mère est une demoiselle Pichot, la fille d'un très riche industriel, et Mme de la Roche-Landeron n'a jamais voulu la recevoir chez elle. »

Elle avait laissé tomber cette phrase du bout des lèvres et d'un ton qui semblait indiquer son approbation. Geneviève était devenue pourpre, puis très pâle, et ses yeux se remplirent de larmes. Aline s'en aperçut et lui prit doucement la main : « Est-ce que vous ne pardonnerez pas non plus ce mariage au père de Raoul, s'il devient votre oncle, Monsieur? » dit-elle malicieusement en s'adressant à M. de Chanzeaux. « Je vous demande pardon de la question, je suis trop curieuse, n'est-ce pas?

— Point du tout, » répondit le jeune homme avec bonhomie; « je n'ai jamais pu comprendre les préjugés de naissance, en fait de mariage surtout. Quand on aime, toutes les distances s'effacent. »

Aline serra plus fort la main de Geneviève, qu'elle tenait encore entre les siennes : « Oui, quand on aime, » reprit-elle avec intention, « mais il y a bien peu de mariages d'inclination aujourd'hui. Les jeunes gens recherchent tout autre chose.

— Mademoiselle , » dit M. de Chanzeaux avec gaieté, « je demande une exception en ma faveur, comme c'est la coutume pour les personnes présentes.

— Naturellement, » dit Aline sur le même ton de badinage, mais avec moins d'entrain; et, malgré elle, son regard se porta sur Mme de Bonnal, comme si elle pensait : « On ne se laisse pas marier de la sorte quand on ne veut pas faire de son mariage *une affaire.* »

Raymond devina sa pensée, et, profitant de ce que les deux dames s'étaient rapprochées pour s'engager dans une conversation à mi-voix qui avait l'air confidentielle, il répondit avec chaleur : « Croyez bien , Mademoiselle , qu'on ne disposera pas de moi, si je n'y suis porté par ma propre inclination.

— Vous me faites plaisir en me disant cela , » reprit Mlle de Méran avec vivacité; « mais croyez bien que je n'en doutais pas :

vous êtes trop *l'ami de votre ami* pour penser autrement que lui à cet égard.

— Oui, je sais que Patrice rêvait comme moi l'union complète de deux âmes ; et, bien qu'il soit mon cadet, il a trouvé plus tôt que moi ce qu'il cherchait, » dit M. de Chanzeaux avec une simplicité qui ne rendait pas le compliment embarrassant pour la jeune fille.

Celle-ci rougit cependant, et, détournant les yeux avec une nuance d'hésitation et de timidité qui ne lui était pas habituelle, Aline reprit lentement : « J'espère de tout mon cœur que nous ne nous abusons ni l'un ni l'autre, bien qu'il me vienne parfois des craintes terribles... Tu es bien heureuse, toi, de n'avoir pas de fortune, » ajouta-t-elle brusquement en se tournant vers Geneviève. « Au moins, tu seras aimée pour toi ; mais quand on est faite comme moi et qu'on est affligée d'un million, on tremble quelquefois pour son bonheur... »

Raymond allait protester, elle ne lui en laissa pas le temps, et, sans même chercher à dissimuler une larme qui perlait à ses cils, elle reprit : « Ne vous forcez pas à mentir ! Je sais depuis longtemps à quoi m'en tenir sur ma figure. Lorsque je suis seule, ou auprès d'une amie modeste qui s'efface pour laisser briller le peu d'esprit que j'ai, cela passe encore, on me trouve assez amusante ; mais, tenez, je redoute tellement le voisinage de Théone, que je me demande, depuis que je sais qu'elle arrive, si je laisserai mon fiancé venir ici, ou si moi-même je ne fuirai pas la comparaison.

— Me permettez-vous de parler à présent, Mademoiselle ? » dit M. de Chanzeaux avec un sourire grave, presque attendri ; et comme elle inclinait la tête sans répondre, il ajouta : « Je suis assez *l'ami de mon ami,* comme vous le disiez tout à l'heure, pour protester en son nom. Vos craintes sont injurieuses pour lui, Mademoiselle. Quand on a su apprécier le cœur d'une femme, les autres femmes n'existent plus.

— Vous êtes très bon, » dit Aline, « je le savais déjà ; mais vous n'avez pas encore vu Théone, et vous ne pouvez comprendre combien sa beauté est redoutable pour celles qui ne sont destinées qu'à lui servir de repoussoir !

— Je n'ai pas encore, il est vrai, l'honneur de connaître Mlle de la Roche-Landeron, » dit Raymond avec une douce gravité qui lui allait très bien ; « mais ce que je sais, ce que j'ai déjà éprouvé moi-même, c'est qu'il y a dans l'esprit uni à la bonté une puissance supérieure à celle de la beauté elle-même, quand celle-ci n'est pas accompagnée du naturel et de la grâce du caractère. Croyez-moi, Mademoiselle, laissez venir Patrice ; vous n'aurez pas lieu de vous en repentir. »

Le visage d'Aline était presque transfiguré par les émotions fortes qui l'agitaient, et le regard dont elle remercia Raymond la rendait vraiment séduisante : « J'admire le tour qu'a pris notre conversation, » dit-elle en s'efforçant de retrouver son insouciance. « C'est la première fois que nous nous rencontrons, et nous voilà déjà amis ; car nous sommes amis, n'est-il pas vrai ?

— Tout ce qu'il y a de plus amis ! » répondit Raymond avec un sourire dont la sincérité ne pouvait être mise en doute ; « et pour vous en donner immédiatement une preuve, je vais vous avouer que vous m'avez jeté dans un grand trouble en me peignant M{}^{lle} de la Roche-Landeron comme étant si dangereuse. Parlez-moi aussi un peu de ses défauts à présent.

— Oh ! pour cela, non ! » dit Aline en retrouvant toute sa vivacité et sa malice. « Les femmes doivent se soutenir entre elles. D'ailleurs je ne vois pas pourquoi vous trembleriez ? Elle est ravissante, laissez-vous séduire. Elle est riche, intelligente ; sa famille et la vôtre sont d'accord pour souhaiter cette union : cela ira tout seul, comme disait tout à l'heure Mme de Bonnal.

— Peut-être ! » dit M. de Chanzeaux devenu pensif. « Je vais donc me trouver réduit à mes propres lumières, puisque vous refusez de m'éclairer. Tant pis pour moi, si je me trompe ! J'ai tort sans doute, mais j'ai toujours eu de la prévention contre ces unions préparées par des mains complaisantes... j'avais rêvé trouver ma femme moi-même, l'aimer d'abord et tâcher de m'en faire aimer. » Sa voix s'était abaissée peu à peu, comme s'il se parlait à lui-même en achevant sa phrase, et sa physionomie expressive trahissait une réelle tristesse d'être obligé de renoncer à son rêve.

Mlle de Méran ne jugea pas à propos de relever ces paroles, qu'elle eut l'air de n'avoir pas entendues. Elle se retourna vers Geneviève, qui était restée silencieuse, les yeux perdus dans l'espace, pendant cette conversation, et lui dit :

« A quoi penses-tu, chère petite songeuse?

— Moi? » s'écria Geneviève en tressaillant, « à rien, je vous écoutais! » et en disant cela, malgré ses efforts pour sourire, deux larmes roulèrent brusquement sur ses joues.

« Pauvre enfant, » pensa Raymond, « nous avons été vraiment cruels d'agiter devant elle toutes ces questions qui lui sont si complètement étrangères! Mais si elle connaissait les bonnes intentions de ma tante à son égard, l'avenir lui ferait peut-être un peu moins peur! »

III.

Le lendemain, pendant le déjeuner, on remit à M. de Chanzeaux un petit billet de Mme de Bonnal. Il ne put s'empêcher de pâlir légèrement en l'ouvrant, et ses deux compagnes, les yeux fixés sur lui, n'étaient pas moins émues.

« Allons, » dit-il après avoir lu, en pas-

sant le billet à sa tante, « le rendez-vous est
pour aujourd'hui.

— Je n'ai pas mes lunettes, » dit Mme de
la Noue, qui tendit le papier à Geneviève.

« Je ne sais pas si M. de Chanzeaux m'au-
torise à lire, » dit celle-ci, hésitant à prendre
le billet.

« Je vais lire moi-même, » dit Raymond,
et il lut rapidement ces trois lignes : « On
« est arrivé hier au soir, et l'on est si impa-
« tient de vous voir, que l'entrevue sera pour
« aujourd'hui, si vous le voulez bien, à l'heure
« où vous êtes venu hier. Tout à vous, A. de
« Bonnal. » — Viendrez-vous, ma tante ? »
reprit le jeune homme au bout d'un moment.

« Non. Il me semble préférable de ne
pas y aller la première fois, à moins que tu
n'y tiennes absolument.

— Non, ma tante, faites comme vous
voudrez. Peut-être vaut-il mieux, en effet,
que j'aille seul... »

Le déjeuner s'acheva tristement, les trois

convives avaient perdu l'appétit. On aurait
dit que ce petit billet satiné contenait une
nouvelle funèbre plutôt qu'un préliminaire
de mariage. Le reste de la matinée se traîna
péniblement. Geneviève lut distraitement
pendant une demi-heure, au bout de laquelle Mme de la Noue l'arrêta en disant : « Ma
pensée est ailleurs ; chère enfant, ne vous fatiguez pas inutilement. »

Raymond avait mâchonné coup sur coup
deux ou trois cigares, qu'il avait trouvés dé-
testables et qu'il avait jetés, à peine com-
mencés, pour rentrer au salon. Lui, si expansif et si causeur d'ordinaire, il était
silencieux. Mais son agitation était visible.
Il s'asseyait, se relevait, allait, venait, feuil-
letait un livre et le laissait aussitôt avec un
geste d'ennui.

Sa tante surveillait tous ses mouvements
avec anxiété, mais sans oser lui parler la première. Quant à Geneviève, elle était plus
morte que vive. Si pénible que fût l'heure

présente, elle aurait voulu cependant la pro-
longer indéfiniment. Il lui semblait que, lorsque M. de Chanzeaux aurait franchi le seuil
de la porte pour aller à ce rendez-vous, il
aurait cessé d'être lui-même. Le Raymond
d'hier et d'aujourd'hui serait perdu à jamais.

« C'est absurde d'être ému comme cela ! »
s'écria enfin le jeune homme en se laissant
tomber sur le canapé d'un air abattu. « Je
donnerais je ne sais quoi pour être à demain,
ou plutôt pour n'avoir pas donné mon consentement à tous ces arrangements matri-
moniaux !... Si je n'y allais pas, ma tante ?
Serait-ce manquer de parole, forfaire à
l'honneur ? Cependant je ne suis engagé à
rien, tandis que cette démarche qu'on me
demande sera déjà un engagement.

— Tu me fais pitié, mon pauvre enfant ! »
dit Mme de la Noue attendrie. « Cependant
je ne vois pas trop maintenant ce que nous
pourrions faire... écrire à Mme de Bonnal que
j'ai ouvert son billet en ton absence, que tu

es parti en promenade depuis ce matin? ou
bien que je suis souffrante et que tu ne veux
pas me quitter?

— Ce serait mentir, » dit vivement Raymond, « et je n'aime pas jouer avec la santé
de ceux qui me sont chers. » En disant cela,
il s'était approché de la vieille dame, et,
penché sur elle, il l'embrassait avec une
tendresse toute filiale.

Elle lui mit les deux mains sur les épaules
et le fit doucement plier les genoux sur le
coussin qu'elle avait sous les pieds. La tête
charmante du jeune homme se trouvait ainsi
à son niveau et, tout en la caressant, comme
elle avait l'habitude de le faire à Geneviève,
elle dit presque bas : « Après tout, de quoi
as-tu peur? On dit cette jeune fille si belle! »

Raymond hésita un moment; puis, inclinant le front comme un enfant câlin, il répondit très bas aussi, d'une voix un peu tremblante : « Justement! j'ai peur de me laisser
aller trop vite à l'aimer, sans être payé de

retour... Cette beauté tant vantée m'attire et
m'effraye; elle doit être un peu vaine, égoïste
peut-être; hautaine, à coup sûr, son portrait
en témoigne... Et moi, j'avais rêvé tout autre
chose : une femme bonne et douce qui m'aurait aimé de toutes ses forces! Oui, » reprit-
il plus haut, s'exaltant lui-même en parlant,
« j'aurais souhaité que ces questions de fortune et de nom, que ma mère trouve si im-
portantes, n'eussent pas été mises en première ligne; j'aurais voulu être épousé pour
moi-même, et non parce que je suis le fils et
l'héritier du marquis de Chanzeaux! »

Tout en parlant, il s'était levé, dévelop-
pant peu à peu sa haute taille et relevant
la tête par un mouvement plein d'énergie et
de noblesse; puis, d'un geste résigné, il
passa ses deux mains sur son front, comme
pour en effacer la trace de tous ses rêves.

Mme de la Noue essuya ses yeux obscurcis
par les larmes et chercha du regard Geneviève; mais la jeune fille venait de quitter

le salon. Raymond aussi constata son absence, qu'il attribua à la discrétion.

Après le départ de M. de Chanzeaux, qui
avait enfin pris son parti en brave et fait
une toilette soignée, Mme de la Noue envoya
sa femme de chambre chercher Geneviève.

« Mademoiselle, » dit Julie à travers la
porte, « madame vous fait dire qu'elle est
seule, et que la voiture va être là tout à l'heure
pour la promenade.

— Dites-lui que je vais descendre, » répondit Geneviève sans se montrer. — Oh !
comme sa servitude lui parut lourde en ce
moment, malgré son affection pour Mme de
la Noue ! Ne pas être libre de rester à pleurer
dans sa chambre ; ne pouvoir pas alléguer
une migraine ; ne pas s'appartenir, en un
mot ; être obligée de composer son visage,
de descendre, de causer, de sourire, quand
elle avait le cœur brisé !

La vieille dame vit qu'elle avait pleuré ;
mais, puisqu'elle ne pouvait rien faire pour la

consoler, elle jugea plus sage d'avoir l'air de ne rien voir. Toutefois elle fut pour elle encore plus affectueuse que d'ordinaire, si c'est possible. Pendant la promenade, elle s'efforça de distraire Geneviève en lui parlant de son frère, de sa sœur, qu'elle aimait tant et qu'elle allait bientôt revoir. Geneviève était trop bonne et trop généreuse elle-même pour faire peser sur sa vieille amie le poids de son chagrin. Bien qu'elle fût loin de deviner jusqu'où allait la perspicacité et la sympathie de Mme de la Noue, elle lui fut profondément reconnaissante de sa bonté, et elle s'efforça de s'égayer, sachant que les vieillards n'aiment pas la tristesse autour d'eux.

Pendant ce temps Raymond se dirigeait vers la maison de Mme de Bonnal, d'un pas lent, en homme qui n'est point pressé d'arriver.

Au moment où il entrait dans la rue du Casino, il fut croisé par un brillant équipage dont la vue le tira de ses réflexions. Il s'arrêta pour admirer en connaisseur les chevaux superbes qui piaffaient sur place, au détour, retenus par les mains fermes d'un cocher à l'air grave, perché sur un siège élevé, et qui conduisait savamment, manœuvrant son attelage avec adresse au milieu des véhicules de tous genres dont ce coin de rue est sillonné entre quatre et sept heures.

Un valet de pied, les bras croisés, non moins grave, était assis auprès du cocher; deux messieurs, l'un d'un âge mûr, l'autre jeune, à l'air vieillot, s'étalaient au fond de la voiture découverte, sur les coussins de satin bleu.

Un chiffre surmonté d'une couronne de comte, peint sur la portière, fixa les doutes de Raymond. C'était évidemment là l'équipage des la Roche-Landeron, et les deux messieurs devaient être le comte et son neveu, qui venaient de déposer ces dames chez M{^me} de Bonnal.

En effet, celle-ci avait jugé que la présence des deux hommes jetterait du froid sur la première entrevue et lui donnerait un air trop solennel. Elle excellait dans la mise en scène de ces petites comédies de salon, qu'elle jouait au grand sérieux et avec un plaisir d'artiste consommé. La rencontre devait paraître toute fortuite : ces dames se trouvaient en visite chez elle, M. de Chanzeaux arrivait « par hasard » ; on le présentait, on causait un moment, puis M. de la Roche-Landeron et Raoul revenaient chercher Théone et sa mère ; rien de plus naturel, ni de plus simple.

Mlle de la Roche-Landeron était censée ignorer tout ; mais elle était au courant mieux que personne, et Raymond lui-même en fut vite persuadé d'après l'examen attentif dont il se sentit l'objet.

Lorsqu'on annonça M. de Chanzeaux, Aline de Méran venait également d'arriver. Les deux jeunes filles, assises l'une auprès de l'autre sur le canapé, se tenaient encore par la main.

Mᵐᵉ de Bonnal, — qui venait à l'instant de dire à Mᵐᵉ de la Roche-Landeron qu'elle attendait Raymond à toute minute, — se leva en poussant une exclamation joyeuse à la vue du jeune homme, comme si sa visite était pour elle une charmante surprise.

Elle le présenta, sans avoir l'air d'y attacher d'importance, à Mᵐᵉ et à Mˡˡᵉ de la Roche-Landeron, qui s'inclinèrent froidement en réponse au salut plein de réserve et de dignité de M. de Chanzeaux; puis Mᵐᵉ de Bonnal l'accabla de questions sur la santé de « cette chère tante ».

« Et Geneviève, Monsieur? » demanda à son tour Aline, quand elle put placer un mot; et elle tendit la main à Raymond avec une cordialité indiquant bien qu'il n'était plus un étranger pour elle.

Mˡˡᵉ de la Roche-Landeron en parut surprise. Aline n'avait pas encore eu le temps de lui

6

apprendre son mariage, et la bonne entente qui semblait régner entre eux la choqua. Elle s'éloigna légèrement de Mlle de Méran, et déplia son éventail d'un geste qui, bien qu'atténué, avait pourtant de la hauteur.

« Elle va très bien, Mademoiselle, » dit M. de Chanzeaux, répondant avec grâce à la question d'Aline.

« Est-ce que Mme de la Noue a une fille ? » dit à mi-voix Mme de la Roche-Landeron à Mme de Bonnal.

« Non, » répondit celle-ci sur le même ton ; « c'est une fille adoptive. Oh ! de cœur seulement, » ajouta-t-elle bien vite en voyant la mère de Théone froncer légèrement les sourcils.

« C'est une de nos anciennes compagnes de couvent, » reprit Aline en s'adressant à Mlle de la Roche-Landeron, « tu ne te souviens pas de Geneviève ?

— Laquelle ? Geneviève de Brigné, ou Geneviève de Nuserolles ?

— Une autre encore, bien plus gentille, Geneviève Oudet.

— Ah ! » fit Théone avec un petit mouvement de tête qui signifiait : « Cette petite fille ? Je m'en souviens à peine ! »

Mme de Bonnal s'empressa de donner un autre tour à la conversation, qu'elle s'efforça de rendre générale en parlant du pays, de la manière d'y passer le temps le plus agréablement possible, des promenades à faire et autres sujets du même genre. Tout en y prenant part d'une façon discrète, M. de Chanzeaux fit pour les autres ce qu'on faisait pour lui, il examina.

Tout d'abord il n'avait vu que l'ensemble ; la toilette simple et de bon goût de Mlle de la Roche-Landeron l'avait frappé ; elle lui seyait bien et n'avait rien, semblait-il, de préparé pour l'effet ; ce qui fut une excellente note dans l'esprit de Raymond.

Elle était entièrement vêtue de blanc, mais de ce blanc jauni, sans éclat, très doux à l'œil, qui est de mode aujourd'hui. Son costume, fait d'un tissu de laine souple et léger, était sobre de garnitures, mais d'une coupe parfaite : il moulait son buste. Des gants de Suède beiges, très longs, remontaient sur ses manches collantes, qui dessinaient des bras admirables comme le reste.

Un petit chapeau de paille, recouvert de dentelles blanches, artistement chiffonnées, abritait son front, mais dégageait le derrière de la tête, où les cheveux, relevés en racines droites, fortement tordus, débordaient néanmoins en mèches crêpelées et vaporeuses, de ce blond chaud qui l'avait fait surnommer au couvent *la Belle aux cheveux d'or*.

En fait de bijoux, elle portait une broche en vieil argent, formée de son chiffre enlacé, attachant un col très montant; et, au bras droit, une quantité de ces petits anneaux appelés semaines, qui couraient l'un après l'autre et s'entre-choquaient avec un bruit argentin quand elle ouvrait ou repliait son

éventail. Celui-ci reçut également l'approbation de M. de Chanzeaux, — qui regardait
en artiste, et ne négligeait aucun détail, espérant y trouver quelque révélation sur la
femme elle-même. — Ni trop grand, ni trop
petit, en satin rouge sombre, monté en bois
de violette plein, il portait sur une de ses
faces une très fine peinture représentant toute
une envolée de petits moineaux.

Tout cela, Raymond l'avait vu d'un rapide
coup d'œil ; mais la chose réellement intéressante pour lui, la jeune fille dont la beauté
et l'élégance suprêmes donnaient de la valeur
à toutes ces choses, lui laissa, dans cette première entrevue, l'impression un peu trou-
blante d'une énigme.

La photographie, vraiment artistique, qu'on
lui avait montrée lui avait déjà un peu produit cet effet. Il n'avait pu se défendre du désir de la voir. C'étaient bien là ces traits d'une
régularité sculpturale, ce teint éclatant, ces
cheveux splendides et ce port de tête royal,

qu'il avait pu se représenter à l'avance. Maintenant il cherchait l'âme, et Mlle de la Roche-Landeron, drapée dans une fière réserve, semblait décidée à ne pas la lui laisser sentir encore. En vain rencontra-t-il plusieurs fois son regard fixé sur lui, elle le détourna chaque fois, sans hâte et sans confusion, avec une indifférence apparente admirablement jouée. Ses yeux gris se voilaient à demi sous ses longs cils, plus bruns que les cheveux, et refusaient de se laisser interroger.

Au fond, M. de Chanzeaux ne pouvait lui en vouloir, il lui savait même gré de se murer ainsi avant de savoir s'il lui plairait à elle-même. Plus gracieuse et plus expansive, elle lui eût peut-être inspiré de la méfiance ; n'aurait-elle pas eu l'air de se prêter trop vite au complot, de se jeter à sa tête, pour ainsi dire ? Elle était certainement bien mieux dans son rôle en ne paraissant lui accorder que l'attention curieuse que tout jeune homme du monde pouvait éveiller dans une rencontre fortuite.

Car il n'y avait pas à dire, elle jouait un rôle, comme sa mère, comme Mme de Bonnal, comme Raymond lui-même enfin ; et par moments le jeune homme avait de la peine à retenir un sourire, en se disant comme Basile : « Qui trompe-t-on ici ? »

Aline seule ne jouait aucun rôle ; elle était bien elle-même, et elle s'amusait intérieurement bien plus encore que M. de Chanzeaux ne pouvait le faire, car une préoccupation sérieuse l'absorbait malgré tout, tandis que Mlle de Méran avait l'esprit parfaitement libre.

Elle méritait aussi un juste tribut d'admiration, que Raymond lui paya intérieurement, pour la résolution courageuse avec laquelle elle s'était placée si près de la belle Théone. Son fiancé n'était pas là, il est vrai, mais elle semblait vouloir s'habituer d'avance à supporter bravement la comparaison. Certes,

rien ne pouvait mieux faire ressortir l'irré-
gularité de son visage que la rectitude parfaite de celui de sa compagne; et le teint
éblouissant de Mlle de la Roche-Landeron la
faisait paraître plus brune que jamais. Cependant elle avait peu de chose à lui envier du
côté de la taille. Elle était moins grande,
mais bien proportionnée; moins imposante,
mais plus souple et plus féline dans tous ses
mouvements. Et puis il y avait tant de vivacité spirituelle dans ses traits mobiles, tant
de feu dans ses regards, et surtout si peu de
préoccupation d'elle-même dans toute sa façon d'être, que Raymond, se reportant à leur
conversation de la veille, put se dire : « Eh
bien, non! même auprès de l'autre, elle ne
perd pas son charme, qui est très grand. Patrice serait insensé s'il n'aimait pas cette enfant; elle a en elle tout ce qu'il faut pour rendre un homme heureux. »

Cette pensée le fit soupirer involontairement, par retour sur lui-même, et Mlle de

Méran, comme si elle avait eu le don de lire à travers ses pensées, lui dit avec vivacité :

« M. de Puy-Jaslin arrive demain matin !

— Je vous en félicite, et je m'en félicite, » répondit gaiement le jeune homme.

« Tu ne sais pas que je vais me marier ? » reprit Mlle de Méran avec une modeste fierté, en s'adressant à Théone.

« Vraiment ? tous mes compliments, ma chère, surtout si c'est avec M. de Puy-Jaslin ?

— C'est un charmant cavalier, » dit Mme de la Roche-Landeron ; « nous l'avons vu dans le monde cet hiver, à Bordeaux... du moins si vous parlez du lieutenant, du cadet enfin.

— C'est bien lui, » dit Aline d'un ton grave. « Mais il est à présent l'aîné, ou plutôt le seul du nom.

— Comment ? » dit Mlle de la Roche-Landeron subitement intéressée, « son frère est mort ?

— Il a perdu son frère aîné et sa jeune sœur dans l'espace de deux mois, au printemps dernier. Nous attendons l'expiration de son deuil pour nous marier.

— Mais alors sa fortune a triplé ! » s'écria Mme de la Roche-Landeron ; « voilà un garçon qui a de la chance.

— Vous trouvez, Madame ? » dit Aline avec un peu d'ironie, et sa voix tremblait légèrement, car elle venait de surprendre un regard rapide jeté à Théone par sa mère, qui rappela soudain toutes ses craintes au sujet de son fiancé ; elle avait cru y lire cette pensée : « M. de Puy-Jaslin n'est plus un parti à dédaigner. »

De son côté, Raymond, choqué par cette phrase maladroite, comme il en échappe journellement dans le monde, reporta sur la mère l'attention que jusque-là il avait tout entière accordée à la fille.

Entre elles la ressemblance était frappante. Théone était une réduction idéalisée du type de sa mère, qui avait dû être aussi fort belle étant jeune. Seulement, aujourd'hui

Mme de la Roche-Landeron était envahie par un embonpoint qu'elle s'efforçait vainement de contenir dans de justes limites. Le corps était alourdi, les traits s'étaient empâtés, et dans ce visage encore frais et lisse, sur lequel aucun souci n'avait laissé son empreinte, Raymond chercha, sans le trouver, quelque indice du caractère. Plus encore que sa fille, s'il est possible, la comtesse semblait figée dans son orgueilleuse beauté. Le sourire d'encouragement qu'elle adressait à M. de Chanzeaux, lorsqu'il parlait, était tout à fait superficiel et disparaissait aussitôt.

Involontairement le jeune homme reporta les yeux sur Théone, se demandant avec un certain effroi si dans vingt ans la fille aurait l'ampleur de formes de la mère. Mais non, cela semblait impossible. L'ovale du visage de Mlle de la Roche-Landeron était d'une incomparable pureté; et, quant aux richesses de sa taille svelte et élégante, il n'y avait rien à leur enlever, tant les proportions en étaient exquises. Décidément, plus il la regardait, plus l'artiste perçait sous l'homme, et plus il rendait les armes à la perfection du modèle.

Elle venait de se lever, ainsi que sa mère, ayant entendu l'équipage s'arrêter sous les fenêtres, et dans ce mouvement elle avait révélé cette grâce qui est l'harmonie de la beauté complète, et dont M. de Chanzeaux avait presque douté jusque-là en la voyant si raide et si sobre de gestes.

Soit que « le programme » de Mme de Bonnal en eût ainsi décidé, soit que M. de la Roche-Landeron fût lui-même impatient de voir celui qu'on lui proposait pour gendre, le comte était descendu de voiture, et il entra au salon suivi de son neveu.

C'était un homme assez simple d'allures, presque vulgaire, et qui n'avait pas du tout l'air olympien de sa femme et de sa fille. Il suffisait de le voir un instant en leur présence pour deviner qu'il n'avait d'autre volonté que la leur, et qu'elles faisaient, toutes deux, de lui ce qu'elles voulaient.

Quant au jeune vicomte, — son oncle n'ayant pas de fils, il se faisait appeler ainsi : du reste, son père prenait le même titre que son aîné, sans autre distinction que de le faire suivre de son prénom, comme on le fait à présent dans quelques familles, — quant au vicomte, Mme de Bonnal avait eu raison d'affirmer qu'il n'était pas de nature à porter ombrage. Petit, mince, rachitique, il avait déjà l'air vieux en dépit de ses vingt ans. Son costume étriqué, à la dernière mode, exagérait encore l'étroitesse de sa poitrine enfoncée et la tournure disgracieuse que lui donnaient ses membres anguleux. Toutefois son air triste et doux intéressa Raymond en sa faveur. Malgré son accoutrement ridicule, il semblait dénué de prétentions, et le regard ardent qu'il attacha sur sa belle cousine, dès qu'il fut entré, éveilla un sentiment de pitié dans l'âme bienveillante de M. de Chanzeaux.

Mᵐᵉ de Bonnal présenta Raymond à M. de
la Roche-Landeron d'un air très naturel, et
accomplit la même formalité pour le jeune
Raoul, qu'elle nomma à M. de Chanzeaux.

Les trois hommes se saluèrent en silence,
comme des gens que le hasard a rassemblés
dans un salon et qui ne savent pas s'ils se
rencontreront de nouveau.

On échangea quelques mots sans s'asseoir,
puis la famille de la Roche-Landeron prit
congé et remonta en voiture.

M. de Chanzeaux sortit presque en même
temps ; il avait hâte de se retrouver seul. Sa
voiture, qu'il avait commandée, l'attendait
devant le café des Bains ; il y monta, sans
vouloir même être accompagné de son groom,
et, rendant les rênes à Duncan, il fila rapidement dans la direction de Saint-Georges.

Quand il rentra chez sa tante pour l'heure
du dîner, il avait retrouvé son équilibre et
sa bonne humeur habituelle.

Au dessert, lorsque les domestiques se furent retirés, il répondit sans se faire prier aux questions anxieuses de Mme de la Noue, et raconta gaiement toute l'entrevue, en y joignant ses propres réflexions sur les uns et sur les autres. Il réussit à faire rire sa tante, et le visage de Geneviève s'éclaira d'un sourire : c'était toujours le même Raymond, on ne l'avait pas encore changé.

« Tu vois, » dit gaiement Mme de la Noue, « ce n'était pas bien terrible, après tout!... Ainsi l'on peut voir la belle Mlle de la Roche-Landeron sans être féru dès le premier regard?

— Oui, ma tante, » répondit le jeune homme en poursuivant le badinage; « je n'ai pas encore eu le coup de foudre! »

Le lendemain, au lieu d'écrire, Mme de Bonnal vint elle-même apporter « l'ordre du jour », selon son expression, et rendre à Mme de la Noue sa visite.

Geneviève se leva aussitôt pour quitter le salon; Raymond l'arrêta d'un geste affec-

tueux : « Je vous en prie, Mademoiselle Geneviève, » s'écria-t-il, « restez ; vous n'êtes jamais de trop ici. »

Et, comme elle hésitait, indécise et troublée, consultant les deux dames d'un regard
timide, il prit doucement son bras et la
ramena au siège qu'elle venait de quitter. Il
semblait dire : « Puisqu'il s'agit de mes affaires, je suis le maître d'agir comme je
l'entends. »

Elle leva un instant les yeux sur lui pour
le remercier, avant de s'asseoir, et ce regard
pénétra jusqu'au cœur de Raymond ; ce fut
comme la perception nette et rapide d'une
âme débordante de tendresse : « Pauvre enfant, » pensa-t-il, « comme elle est reconnaissante des égards qu'on lui témoigne ! »

Mais il n'eut pas le temps de s'arrêter à
cette idée, Mme de Bonnal était pressée d'en
venir à l'objet de sa visite. Elle fit signe au
jeune homme de venir s'asseoir auprès d'elle
sur le canapé, et, sautant à pieds joints par-

dessus les préliminaires, elle s'écria avec vivacité :

« Mon jeune ami, quand vous écrirez à Mme de Chanzeaux, vous lui direz, de ma part, que son fils est charmant, que tout le monde est de mon avis, et que l'affaire marche toute seule !

— Je suis vraiment confus de vos bontés pour moi, Madame, » dit M. de Chanzeaux en s'inclinant avec grâce, tout en laissant percer dans un sourire une légère pointe d'ironie tempérée par une nuance mélancolique; « cela « serait parfait, » ajouta-t-il, « si nous pouvions oublier un moment que ce n'est après tout, comme vous le dites, qu'une « affaire ».

— Vous êtes romanesque, je vois cela! » s'écria Mme de Bonnal, « je m'en doutais bien un peu déjà d'après tout ce que Mme de Chanzeaux m'avait raconté de son cher fils.

— Si l'on est romanesque, à votre avis, Madame, parce que l'on veut aimer fortement, sincèrement, celle qui doit être la compagne de toute votre existence, la mère de vos enfants, eh bien, soit! je suis romanesque, et je l'avoue sans aucune fausse honte.

— Comment, sans honte? c'est-à-dire que vous devriez vous en faire gloire, mon cher enfant! » s'écria Mme de Bonnal en s'enflammant. « De tels sentiments vous font le plus grand honneur, au contraire; ils sont malheureusement si rares aujourd'hui! Vous êtes tout bonnement l'idéal rêvé par toutes les jeunes filles!... Mais voyons, puisque vous voilà en confiance avec moi, parlons sans détours; ma petite amie vous a paru un peu froide, peut-être? Je m'y attendais. Mais, quand vous la connaîtrez mieux, vous changerez d'opinion sur elle. Sa tenue a été celle d'une jeune fille qui a souci de sa dignité et qui ne sait rien, absolument rien, de ce que l'on complote autour d'elle pour son bonheur... car elle ignore tout! sa mère me le répétait ce matin encore. Mais les

jeunes filles ont l'instinct de ces choses-là ;
lorsqu'elles sont belles et riches, elles flairent
un prétendant à leur main dans tout homme
bien né qu'on leur présente, et elles se tien-
nent sur la réserve. N'a-t-elle pas raison
d'être un peu fière, dites-le franchement,
mon jeune ami ?

— J'en conviens, Madame, » répondit
Raymond d'un ton sincère ; — mais la per-
sistance de son interlocutrice à le traiter en
tout jeune homme, presque en enfant, le
divertissait infiniment ; et, si sérieux que fût
le sujet de la conversation, la volubilité de
langage de Mme de Bonnal, son habileté, ré-
veillaient le côté gai et artiste de sa nature.
A plusieurs reprises, il n'avait pu s'empêcher d'échanger un malin coup d'œil avec sa
tante, pendant que la visiteuse détournait
les yeux.

« A la bonne heure, » s'écria celle-ci,
prenant note de son aveu ; « mais il faut la
revoir, et sous son vrai jour. Elle est tout

bonnement délicieuse, et je ne vous donne
pas huit jours pour en être fou. Maintenant
écoutez ! il est convenu avec Mme de la Roche-
Landeron que tout le monde se rencontrera
aujourd'hui, comme par hasard, à Pontaillac.
Mlle de Méran et son fiancé, — qui est votre
ami, je crois? — seront là aussi. Théone et
son petit cousin installeront leur crocket sur
la plage ; on vous invitera tout naturellement à jouer, et vous entrerez peu à peu
dans l'intimité de la famille. Ce n'est que de
cette façon que vous pourrez apprécier cette
chère enfant, si affectueuse et si caressante
avec ses parents. »

Sur ce mot, lancé à dessein au jeune
homme en plein visage, Mme de Bonnal se
leva pour se rapprocher de Mme de la Noue,
et elle ajouta : « Nous espérons, Madame,
que vous voudrez bien venir aussi. Mme de
la Roche-Landeron est très impatiente de
faire votre connaissance.

— Je le désire aussi beaucoup, » dit Mme de

la Noue; « je porte un trop vif intérêt à mon neveu pour ne pas sacrifier un peu ma crainte du monde et du bruit dans une circonstance comme celle-ci. J'ai hâte de voir Mlle de la Roche-Landeron.

— Oh! vous l'aimerez tout de suite! Et cette chère enfant ne sera-t-elle pas aussi des nôtres? » dit Mme de Bonnal en prenant une des mains de Geneviève, qu'elle tapota d'un air affectueusement protecteur.

« Bien entendu! » s'écrièrent à la fois la tante et le neveu, et Mme de la Noue ajouta, en attirant à elle Geneviève, comme pour la soustraire à ce banal témoignage d'intérêt : « Je ne me sépare pas de Geneviève; elle va partout où je vais!

— Oh! vous avez bien raison, » reprit Mme de Bonnal. « Je vous envie cette fidèle et charmante compagne. Je suis si isolée depuis le mariage de mes filles!... Mais il est tard, l'heure du rendez-vous approche, il faut que je vous laisse; à bientôt, n'est-ce pas?

— Ouf! » s'écria Raymond, lorsqu'il revint au salon après avoir accompagné la visiteuse jusqu'à la porte de la rue. « Je suis essoufflé pour elle. Cette femme-là ne mourra pas vieille, si elle continue à se dépenser autant pour les autres! » Il s'était laissé tomber dans un fauteuil d'un air accablé; mais presque aussitôt, ayant vu l'heure à la pendule, il se remit sur pied et dit en changeant de ton : « Ah çà, nous ne sommes pas ici pour nous amuser. Il faut procéder à notre toilette! » Et il quitta le salon, riant encore de tout son cœur au souvenir de Mme de Bonnal.

Cet empressement à courir au rendez-vous, cette gaieté, qu'elle attribuait à une intime satisfaction, firent mal à Geneviève, qui depuis la veille s'était un peu remontée. Elle suivit tristement des yeux le jeune homme, qui s'en allait d'un pas élastique, et son petit visage pâle, toujours éclairé quand il était là, retomba dans l'ombre comme un paysage d'où le soleil a disparu. Elle soupira profondément, sans en avoir conscience, et vint offrir son bras à Mme de la Noue pour monter dans sa chambre.

« Envoyez-moi, Julie, mon enfant, » dit celle-ci en lui mettant un baiser sur le front, « et allez vous habiller ; prenez votre toilette neuve, qui vous va si bien et que je ne vous vois jamais.

— Elle est trop élégante pour moi, Madame, » dit timidement la jeune fille ; « vous l'avez fait faire sans mon consentement.

— Allons donc ! un costume de mousseline de laine noire, tout simple, trop élégant pour vous ? Quelle petite obstinée ! Mais vous devez l'obéissance à mon vieil âge, entendez-vous, Mademoiselle ? Je veux que vous soyez belle aujourd'hui, et toutes les fois que nous irons dans le monde. Je suis sûre que cela fera plaisir aussi à Raymond. »

Qu'elle l'eût dit à dessein, ou que le nom de son neveu lui eût échappé malgré elle,

Mme de la Noue se félicita d'en avoir usé. Ce dernier argument eut raison des répugnances de Geneviève, et elle s'habilla docilement, comme on le lui demandait.

Cette toilette noire était certainement bien simple, un lainage fin et transparent posé sur un dessous de soie que l'on devinait sans le voir; — mais la façon en était gracieuse, quelques bouts de rubans en rompaient la trop grande sévérité; toutefois elle empruntait surtout son élégance à la distinction naturelle de Geneviève. Il lui fallait peu de chose pour avoir l'air parée.

M. de Chanzeaux, qui s'était pris d'une amitié sincère pour elle, manifesta son contentement de la voir si fort à son avantage. Elle n'avait plus du tout l'air d'une demoiselle de compagnie; la propre fille de Mme de la Noue n'aurait pu avoir meilleure grâce et meilleure tournure.

Lorsqu'ils arrivèrent sur la plage de Pontaillac, la marée était haute et l'espace assez restreint. Alain avait dressé le parasol contre la dune, presque au pied de la falaise où s'élevait la villa Malgrétout.

Non loin de là, le jeune vicomte, accompagné d'un domestique portant la boîte de crocket, cherchait un emplacement convenable pour installer le jeu; mais il ne s'était pas attendu à trouver la plage aussi envahie. Le sable mou et la pente, trop rapide en cet endroit, n'étaient nullement favorables. Cela le plongeait dans un grand embarras; il attendait impatiemment l'arrivée de sa cousine. A chaque instant il levait les yeux vers le sentier en lacet qui descendait de la villa, mais ces dames ne paraissaient pas encore.

Mme de Bonnal s'était empressée de venir leur rendre compte de sa visite à Mme de la Noue; elle racontait son entretien avec M. de Chanzeaux, et ce sujet offrait assez d'intérêt pour expliquer leur retard.

A peine assis auprès de sa tante et de Geneviève, Raymond, qui avait une vue perçante, reconnut de fort loin Mlle de Méran, son oncle et son fiancé, et, les ayant signalés à ses compagnes, il se leva avec empressement pour aller saluer Aline et serrer la main de Patrice.

Ceux-ci quittèrent immédiatement leurs sièges, laissant le vieil oncle plongé dans l'éternelle lecture de son journal, pour revenir avec M. de Chanzeaux près de Mme de la Noue.

A mesure qu'ils approchaient, Geneviève distingua mieux les traits du fiancé de son amie, et elle approuva entièrement son choix. Sa tête, fine et intelligente, n'était certainement pas aussi belle que celle de Raymond; mais qui pouvait lui être comparé, aux yeux de la pauvre enfant? Néanmoins M. de Puy-Jaslin était ce qu'on appelle un charmant cavalier. Grand, mince, de haute mine, il conservait sous le costume civil un peu de cette raideur militaire qui trahit l'officier en bourgeois. Une grande moustache blonde et des yeux bleus fort doux, surtout lorsqu'ils se posaient sur Aline, jetaient leur clarté sur son visage sérieux, où se voyait encore la trace de chagrins récents.

Mme de la Noue le regardait aussi venir, à travers son binocle; elle manifesta son approbation à deux ou trois reprises, et, quand le jeune homme lui eut été présenté par Aline, la vieille dame lui en fit tout bas ses compliments.

Le bonheur rendait Mlle de Méran presque jolie; sa physionomie vibrait. Elle accepta un siège auprès des deux dames, et dit gaiement aux jeunes gens qu'elle leur permettait de s'échapper un moment pour causer seul à seul.

Ils profitèrent de la permission avec plaisir, tout en assurant qu'ils n'en abuseraient pas; et, heureux d'être ensemble, ils se prirent par le bras et circulèrent lentement à travers les groupes, sans rien regarder, tout à eux-mêmes. M. de Chanzeaux commença par féliciter son ami sur son prochain mariage ; et il le fit en des termes qui prouvèrent au fiancé de Mlle de Méran que la jeune fille était appréciée comme elle méritait de l'être.

« Ainsi, » dit-il, « mon choix ne vous surprend pas, et vous n'êtes pas de ceux qui pensent que je fais un mariage d'intérêt ?

— Loin de moi cette pensée ! » s'écria Raymond, « votre fortune personnelle, mon cher Patrice, vous mettrait au-dessus d'un pareil soupçon, si votre caractère permettait d'en concevoir seulement l'ombre.

— Vous me faites plaisir en me disant cela, » reprit le jeune officier, « car je ne connais pas d'homme plus sincère que vous ; mais beaucoup de personnes, — j'entends de celles qui ne s'attachent qu'aux apparences, — sont moins généreuses à mon égard. Mlle de Méran n'est pas jolie, mais elle a le don de se faire aimer, et le peu de mots aimables que vous venez de me dire sur elle me prouvent que vous l'avez comprise. Je la con-

nais depuis longtemps déjà ; je l'ai vue à plusieurs reprises à Auberives chez sa cousine,
qui est aussi ma parente... Vous rappelez-
vous, il y a un an, le séjour que j'y ai fait, et
qui nous permit de nous voir souvent, à
Chanzeaux, ou dans nos promenades ?

— Parfaitement, » dit Raymond ; « j'avais
très bien compris qu'un intérêt particulier
vous attirait là ; mais, au milieu du va-et-
vient d'hôtes qui se succédaient à Auberives,
je ne savais sur qui arrêter mes soupçons.

— Vous n'y êtes pas venu quand Aline
était là. Je l'aimais dès lors, mon ami, et je
savais qu'elle ne me voyait pas d'un œil défavorable, mais je ne me serais pas permis
d'aspirer à sa main à cette époque ; j'aurais
craint d'être accusé d'en vouloir surtout à sa
fortune... Les événements malheureux sur-
venus depuis dans ma famille ont changé la
face des choses, » ajouta le jeune homme avec
mélancolie. « Le jour où je me suis vu plus
riche qu'Aline, ma décision a été prise. »

M. de Chanzeaux serra doucement le bras
de son ami, et ils marchèrent un moment en
silence. Ce fut M. de Puy-Jaslin qui le rompit
de nouveau en disant : « Il paraît que vous
aussi, mon cher, vous songez au mariage ?

— Il serait peut-être plus juste de dire
qu'on y a songé pour moi, » dit Raymond en
souriant. « J'ai mené une existence trop voya-
geuse, trop remplie par le travail et l'art,
pour avoir encore eu le temps de sentir un
vide dans ma vie. Cependant j'y ai pensé quelquefois ; tenez, en voyant courir dans mes
jambes, comme en ce moment, quelque joli
bébé rose et blond ; » et, tout en parlant,
le jeune homme s'était baissé pour relever
une jolie petite fille de trois ans, qui venait
de tomber dans le sable à ses pieds ; il l'embrassa et la remit à sa bonne, puis il reprit :
« Mais j'aurais voulu, comme vous, mon
ami, connaître d'abord la jeune fille qui peu
à peu m'aurait inspiré le désir de devenir
son mari... Au lieu de cela, on choisit pour

moi ; on me dit : « Voilà celle qu'il te faut, sa famille et sa dot remplissent les conditions voulues, aime-la !... » J'essaye, cela viendra peut-être !

— Mais si cela ne.vient pas ? » dit vivement Patrice.

« Oh ! si cela ne vient pas, il n'y aura ni mère ni dame de Bonnal qui tienne, je reprends ma liberté et je me sauve !

— Et vous aurez raison ! » dit M. de Puy-Jaslin avec force. « Mais je sais quel bon fils vous faites, Raymond ; je vous ai vu en présence de Mme de Chanzeaux, et je comprends que vous n'ayez pas su résister à l'expression de son désir. On est si heureux d'avoir encore une mère et de pouvoir s'efforcer de lui complaire... »

L'émotion qui tremblait dans la voix de Patrice en disant cela toucha profondément Raymond. Jusqu'alors il n'avait pas eu l'occasion de découvrir la nature sensible du jeune officier, que le malheur n'avait pas

encore atteint. Cet échange de sentiments les
unit en un instant plus intimement que n'a-
vait pu le faire une liaison de plusieurs années. Mais, en outre, les derniers mots de
M. de Puy-Jaslin laissèrent une profonde
empreinte dans l'âme tendre de Raymond.

Il adorait sa mère, et il lui sembla qu'il
avait failli manquer à son devoir en essayant
de se dérober à son plus cher désir. Certes
elle lui pardonnerait, s'il revenait vers elle en
lui disant, de cet accent sincère, mais presque
soumis encore, comme celui d'un enfant, qu'il
avait conservé vis-à-vis d'elle : « Maman,
j'ai essayé de vous obéir et de m'attacher à
la femme que vous souhaitiez me voir épouser ; j'y ai fait tous mes efforts, et je n'ai pas
pu ! » Elle lui pardonnerait, mais elle en aurait
du regret, elle chercherait ailleurs, et ce serait à recommencer. Puisqu'il fallait en passer par là, autant celle-là qu'une autre, elle
était du moins aussi belle qu'il pouvait le désirer. Mais il se demandait pourquoi le des-

tin, moins favorable pour lui que pour la majorité des hommes, pour Patrice par exemple, n'avait pas jeté sur sa route une femme qu'il se sentît spontanément disposé à aimer.

Ce fut dans ces dispositions et plongé dans ces pensées, que son compagnon respectait, qu'il revint avec lui vers l'endroit de la plage où les trois dames étaient assises ; mais elles n'y étaient plus seules.

Dans l'intervalle, Mme de Bonnal était arrivée avec Mmes de la Roche-Landeron ; et, toujours fidèle à son système, jouant l'étonnement de trouver là Mme de la Noue, elle s'était empressée de venir la saluer. Sans perdre une minute, elle avait présenté la comtesse et sa fille, la belle Théone, vêtue ce jour-là, audacieusement, de rouge de la tête aux pieds.

Cette rencontre était une épreuve redoutée de Geneviève. Ce n'était pas trop de tout son courage et de l'affectueux appui que lui prêtait la présence d'Aline pour résister au choc, tout prévu qu'il fût.

L'accueil qu'elle reçut de Mlle de la Roche-Landeron ne fut pas du tout celui qu'elle en attendait ; elle en fut même touchée, étant trop franche et trop naïve pour soupçonner là un calcul. Il faut bien le dire cependant, Mme de Bonnal avait passé par là. Grâce à elle, on savait que Geneviève était une sorte de favorite, jouissant, non seulement de la confiance de la tante, mais aussi de celle du neveu, et à laquelle, par conséquent, il ne fallait pas négliger de plaire. Théone haussa même d'un demi-ton la cordialité de son abord, lorsqu'elle eut enveloppé d'un rapide coup d'œil la toilette de Geneviève. Elle lui tendit la main avec un sourire bienveillant, comme à une ancienne connaissance que l'on retrouve avec plaisir, ne laissant subsister de sa hauteur habituelle que la nuance qu'elle eût mise dans sa façon d'être avec une jeune fille de son monde, mais beaucoup moins âgée qu'elle.

De toutes les personnes présentes, Mlle de

Méran était la seule qui pouvait absolument discerner ce qu'il y avait de forcé et de voulu dans la manière d'agir de Théone, et malgré tout elle lui en fut reconnaissante.

Combien de fois n'arrive-t-il pas ainsi que l'on connaisse le secret des politesses ou des avances dont on est l'objet, ou dont on voit accabler le voisin, et qu'on en soit cependant satisfait? Où en serions-nous, si chacun laissait brutalement éclater dans le monde son mépris, sa haine ou son envie? La société deviendrait impossible.

Mme de la Noue, qui observait les jeunes filles tout en écoutant d'une oreille distraite le bavardage de Mme de Bonnal, ne fut pas insensible au manège de Mlle de la Roche-Landeron. Le plus ou moins d'égards montrés à Geneviève étaient une sorte de pierre de touche qui lui servait à juger ceux qui l'approchaient, et Théone conquit d'emblée son estime. Elle se montra donc elle-même ce qu'elle était toujours, gracieuse et pleine d'aménité, mais sans cesser de se tenir sur la réserve.

Cette femme, si simple et si affectueuse dans l'intimité, n'en était pas moins une vraie grande dame dans le monde. Elle fut parfaite de tact et de mesure, se montrant affable sans empressement, de manière à faire sentir que ce n'était pas elle qui avait engagé « l'affaire », et qu'elle entendait n'influencer en rien son neveu.

Le cercle s'était élargi ; le vicomte, sur l'ordre de sa cousine, renonçant à installer pour le moment son crocket, avait apporté des chaises pour ces dames, et, lorsque Raymond et Patrice arrivèrent, la conversation était déjà des plus animées. Leur présence n'était pas faite pour en diminuer l'intérêt. Il se fit alors, comme c'est l'usage en pareil cas, une sorte de scission dans le petit groupe, la jeunesse faisant société à part, sans s'isoler, au delà des limites du parasol, un peu étroit désormais pour abriter tant de têtes. Mais les trois jeunes gens s'étaient placés un peu en dehors de son ombre, et avaient ouvert leurs ombrelles.

On sait en quelles dispositions se trouvait M. de Chanzeaux après sa conversation avec son ami. Il inclinait à l'indulgence pour Mlle de la Roche-Landeron et voulait essayer sérieusement de s'en laisser charmer.

De son côté, la jeune fille, qui en avait reçu une très bonne impression, avait jugé à propos de s'humaniser un peu dans cette seconde entrevue. De toutes les unions qui lui avaient été offertes, celle-ci était certainement celle qui l'avait le plus séduite; même avant d'avoir vu Raymond, elle en savait assez sur son compte pour comprendre que ce n'était pas le premier venu et qu'on pouvait se donner la peine d'essayer de lui plaire.

Elle avait deviné, sous les réticences de Mme de Bonnal, qu'on l'avait trouvée la veille un peu froide; cela ne lui déplaisait pas, du reste : les indications qu'elle avait obtenues sur le caractère de M. de Chanzeaux lui mon-

traient la route à suivre, et elle s'y engagea
aussitôt.

Raymond fut agréablement surpris du
changement qui s'était fait en elle depuis la
veille. La statue s'était animée, et sa beauté
y gagnait singulièrement. Femme du monde
et intelligente, elle savait causer avec grâce,
effleurant tous les sujets sans s'y appesantir,
excellant surtout à diriger la conversation
de la manière qui lui était la plus agréable
et la plus avantageuse.

Bientôt la mer se fut assez retirée pour
permettre d'organiser la partie de crocket, et
toute cette jeunesse, qui ne demandait qu'à
remuer, abandonna entièrement l'ombre du
parasol aux trois dames, que M. de la Roche-
Landeron était venu rejoindre.

Geneviève voulut rester près de Mme de la
Noue, mais chacun se récria, et, comme elle
alléguait pour se défendre sa complète igno-
rance du jeu, Aline dit en s'emparant de son
bras : « Eh bien, pour aujourd'hui, nous ne

jouerons ni l'une ni l'autre ; mais nous regar-
derons pour apprendre, et nous serons juges
des coups ! »

M. de Chanzeaux fut naturellement le par-
tner de Théone, et Patrice celui du petit
vicomte. Tous étaient bons joueurs, et la
partie attira vite un cercle de curieux. Geneviève se félicita d'autant plus de rester
inactive ; mais Mlle de la Roche-Landeron, qui
n'était nullement timide, n'en parut pas du
tout gênée. Au contraire, elle était de celles
qu'un public stimule. Elle n'était jamais plus
à son avantage qu'au bal, sous le feu de mille
regards. Elle allait, venait, se baissait, se
relevait, discutait les coups, riait, se fâchait
même de la meilleure grâce du monde, sans
prendre aucun souci de la galerie, déployant
toutes les séductions de sa beauté, sans pour
cela quitter jamais cet air de reine qui, même
dans l'abandon du jeu, tenait chacun à distance.

Ce soir-là, si Mme de Bonnal avait interrogé

M. de Chanzeaux, elle ne l'aurait peut-être pas trouvé aussi calme et aussi indifférent que le matin.

Geneviève pleura longtemps le soir, avant de s'endormir; elle avait senti que le jeune homme ne se défendait plus, et elle avait trouvé Théone si belle, qu'elle ne pouvait en vouloir à Raymond.

IV.

Les jours qui suivirent furent encore plus pénibles pour Geneviève. Mme de la Noue, légèrement indisposée, ne put bouger de chez elle, et la jeune fille ne la quitta pas, lui prodiguant ses soins et sa tendresse. Elle ne savait donc plus où en étaient les choses que par ce qu'en disait lui-même à sa tante M. de Chanzeaux, toujours expansif et toujours bon. Mais on sentait pourtant qu'il ne devait pas tout dire.

Mlle de Méran aurait pu en apprendre davantage à Geneviève ; elle venait tous les jours chercher des nouvelles de la vieille dame et causer un moment avec sa petite amie, dont elle avait pitié ; mais Geneviève n'osait pas l'interroger, de peur de se trahir ; et Aline, qui l'avait devinée, évitait avec soin ce sujet délicat.

Mme de la Noue et Geneviève savaient donc que les négociations se poursuivaient avec entrain des deux parts ; mais elles ignoraient l'une et l'autre le chemin que Mlle de la Roche-Landeron pouvait avoir fait dans l'esprit et dans le cœur de Raymond.

Du reste, on le voyait à présent beaucoup moins.

Le matin, bien avant que les deux dames eussent quitté leur chambre, il montait dans sa voiture avec William, pour faire une promenade, plus ou moins longue, qui se terminait toujours à Pontaillac, quelque direction qu'il eût prise au départ. Là, il renvoyait sa voiture, prenait son bain, et rentrait à pied pour l'heure du déjeuner.

Très souvent, à table, il lui échappait quelque récit où se trouvait mêlé le nom de Mlle de la Roche-Landeron, indiquant ainsi qu'il l'avait vue, parfois qu'elle s'était baignée en même temps que lui. C'était, disait-il, une nageuse émérite, dont les prouesses dans l'eau faisaient l'admiration générale.

Dès que la chaleur du jour était passée, il repartait, à cheval ou en voiture, suivant l'emploi que l'on devait faire du reste de la journée. Connaissant à fond le pays et ses environs, pour y avoir déjà fait un séjour, il pouvait servir de guide dans les promenades, et ce rôle semblait lui plaire. Généralement, les jours d'excursion, on le retenait à dîner à la villa Malgrétout, et il ne rentrait le soir que vers onze heures. Sa tante était couchée depuis longtemps, et, si Geneviève veillait encore dans sa chambre plongée dans l'obscurité, ce n'était que pour guetter derrière ses persiennes le retour du jeune homme, et pour avoir le bonheur d'entendre le son de

sa voix, étouffée à dessein, quand Alain lui
ouvrait la porte et le suivait dans sa chambre.

Le milieu du jour, si pénible autrefois,
était à présent le meilleur moment de la journée pour les deux recluses, qui jouissaient
alors de la société, toujours pleine de
charme, de M. de Chanzeaux.

Il avait exigé que sa tante s'installât l'a-
près-midi dans le petit salon qu'elle lui avait
abandonné, et qui était certainement la
pièce la plus agréable de la maison.

Ne donnant pas sur la route poudreuse et
ensoleillée, comme le grand salon, condamné à rester hermétiquement clos jusqu'au
soir, on pouvait ici ménager l'air et la
lumière. Une grande porte cintrée ouvrait
de plain-pied sur le jardin, très petit, mais
dont la verdure et les fleurs étaient reposan-
tes pour l'œil.

Le grand fauteuil de canne de Mme de la
Noue était auprès de cette porte, et la vieille
dame, soutenue par des coussins, oubliait ses

infirmités temporaires en se voyant choyée
comme elle l'était par « ses deux enfants »,
ainsi qu'elle se plaisait souvent à les appeler.
Ce mot avait toujours le pouvoir d'amener
des larmes dans les yeux de Geneviève, et
Raymond les voyait sans en soupçonner le véritable motif. Il pensait connaître entièrement
la jeune fille maintenant, et il l'aimait
réellement en frère, bien qu'il fût parfois
tenté, comme Mme de la Noue, de lui repro-
cher son manque de confiance et d'abandon.
Mais il avait pour principe qu'il faut prendre
les gens comme ils sont, et les aimer autant
pour leurs défauts que pour leurs qualités.
L'inaltérable douceur de Geneviève, sa tristesse résignée, sa tendresse pour Mme de la
Noue et les prévenances délicates dont elle
l'entourait, ainsi que lui-même, discrètement et sans bruit, le faisaient s'attacher à
elle chaque jour davantage ; mais, comme
il était le plus simple et le moins fat des
hommes, il n'avait pas le moindre soupçon

des sentiments qu'il lui avait inspirés.

Mme de la Noue soupirait souvent en songeant à son rêve, si loin maintenant, et plus encore en constatant d'un œil maternel les ravages insensibles d'une douleur concentrée sur le visage de sa petite amie.

Lors même que Raymond eût été plus clairvoyant que sa nature droite et impersonnelle ne lui permettait de l'être, peut-être se fût-il encore abusé sur le changement, si marqué pourtant, qui se faisait en elle. Tant qu'il était là, on ne pouvait s'en apercevoir ; elle vivait, elle semblait presque heureuse ; mais, quand il s'en allait, elle se sentait mourir. C'était une transformation à vue, aussi complète au dehors qu'au dedans. Elle ne se figurait pas elle-même à quel point cela était visible à tous les yeux.

Alain s'en était aperçu, tout en servant à table ; mais, en serviteur discret, il aurait *gardé* ce secret pour lui, s'il n'eût entendu, un jour, Julie et Mariette, — la femme de

chambre et la cuisinière de Mme de la Noue,
— s'apitoyer sur le sort de la jeune fille dans
les profondeurs du sous-sol, où se trouvait
la cuisine.

« Vous le savez donc aussi? » dit-il naïve-
ment.

« Ah! depuis longtemps! » répondit Mariette. « Pauvre petite, elle l'aimait avant
qu'il ne soit venu ici!

— Pauvre demoiselle, c'est bien dommage!

— Si c'est dommage! » reprit Mariette
avec feu, car elle avait une vive affection
pour Geneviève; « elle en mourra, c'est moi
qui vous le dis. Elle était déjà si peu de
chose avant, et la voilà qui dépérit tous les
jours!

— C'est égal, » dit Alain d'un air son-
geur, « ça ferait un drôle d'effet à monsieur,
s'il savait cela! lui qui est si bon, qu'il ne
voudrait pas voir pleurer un enfant!

— Oh oui! » s'écrièrent en chœur les deux

bonnes, « mais n'allez pas la trahir, au moins, Monsieur Alain ! Ce serait mal à vous ; car elle est fière, malgré sa douceur et sa timidité, la pauvre mignonne, et elle fait tout ce qu'elle peut pour cacher son chagrin. »

Alain promit d'être discret, et il tint parole. C'était un vieux serviteur du marquis et de la marquise ; il avait accompagné Raymond dans tous ses voyages. Il connaissait à fond son jeune maître, mais ce fond était si bon, qu'en dépit de l'axiome : « Il n'y a pas de grand homme pour son valet de chambre, » celui-ci éprouvait une véritable vénération pour le jeune homme, qu'il avait presque vu naître et dont toute la vie lui était connue.

Mariette et Julie étaient également deux types de ces domestiques dévoués comme on en trouve encore quelques-uns, mais dont l'espèce devient rare.

L'une, la cuisinière Mariette, était depuis trente ans au service de Mme de la Noue ; la femme de chambre, un peu plus jeune, s'y trouvait depuis vingt ans. Elles faisaient toutes deux partie de la maison ; elles possédaient toute la confiance de leur maîtresse, et elles la méritaient.

Elles avaient d'abord vu avec méfiance l'arrivée de Geneviève, mais le caractère de la jeune fille n'était pas de nature à leur porter longtemps ombrage. Elle s'était montrée si simple, si douce, si pleine d'égards pour elles-mêmes, si dévouée pour leur maîtresse dans sa maladie, que les deux braves filles s'étaient attachées à la pauvre enfant de tout cœur, se disant parfois l'une à l'autre : « Ma foi, si madame fait quelque chose pour elle à sa mort, elle ne l'aura pas volé ; ce n'est pas elle qui nous retirera notre part. »

Actif par nature et amoureux du travail, M. de Chanzeaux était déjà las de son oisiveté des premiers jours, et, en se retrouvant dans son atelier, il chercha à s'occuper pendant les heures qu'il y passait près de sa tante et de Geneviève. Tout d'abord, il prit en jouant son album, et, tout en écoutant un peu distraitement la lecture que faisait la jeune fille, il crayonna au hasard une fleur, un arbre du jardin.

Puis, son regard s'étant arrêté sur le fin visage de Geneviève, son crayon fut tenté par l'étude de cette tête aux traits délicats; il trouva là une difficulté à vaincre et l'attaqua avec un certain plaisir. Il l'esquissa, telle qu'elle était là devant lui, le front un peu penché, les yeux baissés sur son livre. L'ébauche étant à son gré, il poursuivit son travail, arrêta les lignes, et finit par ombrer son dessin, qui en moins de deux heures fut achevé. Heureux d'avoir réussi, et se réjouissant à l'avance de la surprise qu'il allait faire à sa tante, Raymond se leva et vint lui mettre sous les yeux son album.

Mme de la Noue eut un cri de joie qui fit relever la tête à Geneviève. « Oh! que c'est bien elle, et que je te remercie! car tu vas

 AVEUGLE ! ! !

me donner cela, n'est-ce pas ? » dit-elle vivement.

« Si vous y tenez absolument, ma tante ; mais j'aurais été bien aise de le garder ; c'est, je crois, une des meilleures études que j'aie jamais faites.

— Eh bien, je suis grande : je te la laisse ! » dit Mme de la Noue, heureuse et attendrie. « Venez ici, petite, et regardez cela. »

Geneviève obéit, sans se douter aucunement de ce qu'elle allait voir. Sa surprise fut extrême en reconnaissant son portrait ; elle rougit jusqu'aux tempes, et fut saisie d'un si violent battement de cœur, qu'elle ne put parler. Il lui semblait que Raymond l'avait embellie : — la voyait-il réellement comme elle était là ?

« Je n'ai qu'un reproche à adresser à ton dessin, » reprit Mme de la Noue pour faire diversion, « c'est qu'on n'y voit pas les yeux de ma chère enfant, qui sont bien beaux pourtant !

— Je n'ai pas pu faire autrement, » dit en riant le jeune homme, « ou bien il m'aurait fallu prier Mlle Geneviève de poser tout à fait devant moi; et quant à faire ses yeux de mémoire, cela m'eût été difficile, car j'ai rarement eu le plaisir de les voir levés sur moi. »

Involontairement Geneviève leva les yeux sur Raymond, qui, son album à la main, s'était posé devant elle, à trois pas, pour mieux comparer la copie à l'original. Leurs regards se rencontrèrent, et, bien que celui de Geneviève se fût abaissé aussitôt, M. de Chanzeaux ressentit de nouveau l'émotion profonde qu'il avait éprouvée déjà une fois dans la même circonstance; elle fut même plus aiguë, et il aurait certainement cherché à l'analyser ou à renouveler l'expérience, s'il n'avait été distrait de cette pensée, à l'instant même, par l'arrivée de son ami Patrice, qui venait l'enlever pour une promenade à cheval.

Un quart d'heure après, les deux jeunes gens galopaient de compagnie, et Raymond avait complètement oublié Geneviève; mais cet incident avait donné à la pauvre enfant un peu de joie au cœur.

Ce soir-là, un violent orage s'abattit sur les côtes; le vent, la pluie, la grêle, le tonnerre firent rage toute la nuit, mêlés au mugissement de la mer furieuse. C'est à peine si la tempête s'apaisa un peu avec le jour.

De toute la matinée, il fut impossible de songer à mettre les pieds dehors; des rafales de pluie s'engouffraient dans la maison dès qu'on ouvrait une porte ou une fenêtre.

Geneviève songeait à ce que lui avait dit M. de Chanzeaux, le lendemain de son arrivée, sur la beauté du spectacle de la mer furieuse. Le front collé aux vitres du salon, elle essayait de s'en faire une idée; mais les arbres de la promenade lui masquaient presque entièrement la plage, et, lorsqu'ils pliaient, tordus par le vent, elle entrevoyait, dans une brume épaisse, quelque chose de gris et d'informe qui pouvait aussi bien être un nuage qu'un coin d'Océan.

« C'est bien dommage, n'est-ce pas? de ne pouvoir pas sortir pour jouir de ce coup d'œil, » dit Raymond en s'approchant d'elle. Mais cette tempête avait l'air de le contrarier, de déranger ses projets. Lui qui s'était plaint tant de fois de l'éternelle durée du beau temps, il semblait déjà ennuyé de la pluie, et à chaque instant il se levait pour regarder si elle n'allait pas cesser bientôt.

Habitué déjà à rencontrer chaque jour Mlle de la Roche-Landeron, et à la voir maintenant avec un réel plaisir, il souffrait de se trouver forcément retenu loin d'elle ce jour-là; et la perspective de passer toute la journée renfermé ne lui souriait nullement.

Vers trois heures, la pluie s'arrêta; bien que le vent fût toujours violent et le temps peu engageant, M. de Chanzeaux n'y tint plus et déclara qu'il allait à Pontaillac, où le coup d'œil de la mer devait être splendide.

Au moment où il se préparait à sortir, Mlle de Méran et son fiancé arrivèrent, sous la protection de l'obligeante Mme de Bonnal. Ils étaient, eux aussi, décidés à braver le mauvais temps pour voir les vagues, et Aline venait proposer à Geneviève d'être de la partie.

La jeune fille refusa, bien qu'elle en eût grande envie; elle ne voulait pas quitter Mme de la Noue. Mais celle-ci, qui allait très bien maintenant, joignit ses instances à celles des autres, et Geneviève, contrainte à céder, courut avec empressement mettre de fortes chaussures et son manteau de voyage, car la grêle avait singulièrement refroidi la température.

Ils partirent tous cinq à pied, par la grand'route, luttant contre le vent, qui mettait de vives couleurs sur les joues de Geneviève, si pâle le matin encore.

La plage de Pontaillac était déserte, et, bien

que les lames y fussent très belles, ils n y
descendirent pas, attirés plus loin par les
fusées blanchissantes, semblables à des gei-
sers, qui s'élevaient au-dessus des rochers.
Ils continuèrent leur route jusqu'au chemin
qui passait devant la villa Malgrétout, afin de
gagner l'extrémité de la falaise et d'avoir
un champ plus vaste devant eux.

C'était M. de Chanzeaux qui dirigeait l'ex-
pédition ; il semblait si pressé d'arriver, qu'il
était toujours de quelques pas en avance
sur les autres, les dames ayant de la peine
à le suivre.

Ce qu'il avait espéré se réalisa. Mlle de la
Roche-Landeron et son cousin étaient debout sur le perron de la villa, explorant
l'horizon avec des jumelles. Dès qu'elle
aperçut les promeneurs, Théone descendit
jusqu'à la petite barrière du jardin pour l'ouvrir, supposant qu'ils allaient entrer.

Mais ils s'en excusèrent à cause du ciel
menaçant, qui pouvait faire craindre un

nouveau grain : il fallait profiter de l'éclaircie.
M. de Chanzeaux lui demanda si, au contraire,
elle ne voulait pas venir avec eux là-bas
pour voir sauter les vagues furieuses.

« Je crois bien que je le veux ! » dit-elle
avec empressement, « si maman y consent, »
ajouta-t-elle par réflexion ; et elle dépêcha
son cousin vers sa mère pour demander
l'autorisation.

Mme de la Roche-Landeron apparut alors à
la fenêtre du salon, répondant par un tranquille mouvement de tête à tous les saluts
qu'on lui adressait ; elle dit qu'elle confiait
sa fille à Mme de Bonnal, mais à une condition, c'est que tout le monde entrerait se
reposer chez elle, en la lui ramenant.

Le jeune vicomte était revenu se placer
derrière sa cousine, prêt à la suivre. Théone
franchit le seuil du parterre comme elle
était, un grand fichu de tricot rouge l'enve-
loppant tout entière, une pointe ramenée sur
les cheveux.

Elle était charmante, ainsi embéguinée.
Son visage avait une expression plus douce,
son teint une carnation plus éclatante que
jamais, et le soin de ramener à tout instant
sur sa tête les plis du châle, écartés par le
vent, mettait en évidence une admirable
main blanche, non gantée, dont aucun bijou
n'altérait la forme pure.

A mesure qu'on approchait de l'extrémité
de la falaise, on avait de plus en plus de
peine à lutter contre la tempête. Il fallait se
serrer les uns contre les autres pour opposer
résistance au vent. M. de Puy-Jaslin prit
d'autorité le bras d'Aline, et aussitôt M. de
Chanzeaux offrit le sien à Théone. Le vicomte avait déjà prêté galamment l'appui de
son bras débile à Mme de Bonnal; Geneviève
restait donc seule, et personne ne semblait
songer à elle, quand Mlle de Méran vint affectueusement entourer sa taille du bras
qu'elle avait de libre. Ainsi réunis, c'était
tout ce qu'ils pouvaient faire que de se main-

tenir contre le choc de la bourrasque, dont
les secousses forçaient par moments nos promeneurs à reculer d'un pas, malgré eux, ou
à tourner le dos, pendant une minute, au
spectacle qu'ils étaient venus chercher.

Mais le coup d'œil valait réellement la
peine de se laisser un peu fouetter par le
vent. Sous un ciel livide, où couraient affolés
de gros nuages couleur de cendre, la mer,
complètement démontée, avait un aspect
sauvage, désordonné, lugubre.

L'horizon était complètement voilé par une
brume épaisse ; la côte de Soulac avait disparu, et la tour de Cordouan, qui se profilait
en blanc sur les nuées sombres, prenait une
apparence de fantôme drapé dans un lin-
ceul de brouillard.

Remué jusque dans ses profondeurs,
l'Océan avait des teintes presque aussi tristes
que le ciel plombé qu'il reflétait ; nuances
indécises et sans noms, passant par toute la
gamme des verts glauques et des gris, avec

des lueurs blafardes par endroits, et ailleurs,
sur les bords, une couleur jaune limoneuse.

Mais ce qui rendait ce spectacle d'une
beauté grandiose et effrayante, c'était le
mouvement incessant et furieux de cet en-
tassement de flots se livrant entre eux une
lutte acharnée. Les vagues, enflées comme
des montagnes, se rencontraient, s'étrei-
gnaient, pareilles à des monstres dressés les
uns contre les autres, et s'écroulaient en
bouillonnant avec un rugissement de rage
impuissante.

On voyait de loin accourir chacune de ces
lames énormes qui, sous le double effort du
vent et de la marée montante, s'élançaient
contre les rochers avec une telle furie, qu'on
eût dit qu'elles voulaient escalader la falaise
même. Brusquement arrêtées dans leur élan
impétueux, elles se brisaient avec un éclat de
tonnerre, s'élevaient en une gerbe superbe
de vingt pieds de hauteur, et retombaient en
écume éblouissante dont les éclaboussures,

pulvérisées par la chute, jaillissaient jusqu'au visage des spectateurs.

De grands oiseaux de mer, mouettes et goélands, tourbillonnaient dans l'espace, sans que leur vol rapide parût contrarié par la violence du vent. Tantôt on les voyait raser la vague, qu'ils effleuraient de leurs longues ailes palpitantes et volontairement alourdies, tantôt ils remontaient jusqu'aux nuages, où ils tournoyaient, comme de gros flocons de neige, en poussant de petits cris aigus.

Raymond contemplait tout cela en artiste. Il faisait remarquer à ses compagnons des détails qui pour eux eussent passé inaperçus. Tous étaient saisis d'admiration pourtant, et chaque nouvel assaut des vagues leur arrachait une exclamation enthousiaste ; mais Geneviève seule était sérieusement émue, comme M. de Chanzeaux, par la grandeur du tableau. Elle ne pouvait pas entendre toutes les paroles du jeune homme, qui cette fois ne lui étaient pas adressées, et

que le vent emportait; mais elle comprenait
et partageait toutes ses impressions.

Mme de Bonnal la première s'arracha à
cette contemplation vraiment fascinatrice.
Elle rappela les jeunes filles au sentiment de
la réalité en se plaignant du froid; elle
ajouta qu'elle avait charge d'âmes, et que, si
l'on ne voulait pas prendre un rhume ou des
névralgies, il ne fallait pas rester là plus
longtemps. Elle avait raison dans le fond,
et l'on reprit, bien qu'à regret, le chemin de
la villa Malgrétout.

« Je ne sais pas pourquoi on ne se baigne
pas aujourd'hui, » dit M. de Chanzeaux en
plongeant son regard au-dessous d'eux sur la
plage. « Cette eau battue doit être délicieuse!
J'ai une envie folle d'aller en essayer.

— Y pensez-vous, mon jeune ami! » s'é-
cria Mme de Bonnal; « si personne ne se baigne, c'est qu'il y aurait du danger à le faire.

— Il n'y a aucun danger en restant sur le
bord, » reprit le jeune homme; « vous com-

prenez que je n'essayerai pas de nager. Je me contenterai de recevoir quelques bonnes douches.

— C'est ce que je disais à maman, un instant avant que vous arriviez, » dit Mlle de la Roche-Landeron. « Je mourais d'envie d'aller me baigner, et maman ne voulait pas, justement parce qu'il n'y avait pas d'autres baigneurs; mais si vous y allez, j'espère qu'elle me le permettra aussi. Cela ne te tente pas, Aline?... Et vous, Monsieur? » ajouta-t-elle en s'adressant à Patrice.

« Cela me tente beaucoup, au contraire, » dit celui-ci, mais en même temps il regardait Mlle de Méran.

« Vous êtes libre, » dit Aline d'un ton sérieux, « mais je ne vous cache pas que, si vous commettez une pareille imprudence, vous me ferez cruellement souffrir.

— Je reste, » dit M. de Puy-Jaslin en serrant doucement contre lui la petite main qui s'appuyait à son bras.

M. et Mme de la Roche-Landeron attendaient le retour des promeneurs sur la terrasse de la villa; Théone leur posa aussitôt sa requête. Ils refusèrent d'abord énergiquement, mais la jeune fille eut tant de câlineries charmantes, elle promit si solennellement d'être prudente, de ne pas s'éloigner, et M. de Chanzeaux s'engagea aussi avec tant de force à ne pas la quitter, qu'elle obtint enfin l'autorisation désirée.

Pendant cette petite scène, Mme de Bonnal adressait à Raymond des clignements d'yeux significatifs en désignant du geste Théone, si féline et si caressante avec son père, qu'elle en était vraiment irrésistible. Mais le jeune homme n'avait pas besoin qu'on la lui fît remarquer, il en était tout troublé, et, lorsque la belle créature, triomphante et radieuse, vint de nouveau se suspendre à son bras pour descendre sur la plage, son cœur se mit à battre à coups violents et rapides. Ne semblait-elle pas dire par ce geste, et par le regard qui l'accompagnait : « Je me confie en vous, et, s'il y a un danger à courir, je veux m'y exposer avec vous ! »

Geneviève se sentit mordue au cœur par une douleur cuisante; elle ne pouvait plus en douter, M. de Chanzeaux aimait Mlle de la Roche-Landeron, et cette protection qu'il lui accordait et que tout le monde acceptait, n'était-ce pas déjà l'indice d'un engagement?

« Tu as froid, » dit Aline, qui la vit trembler; « veux-tu que nous restions ici les attendre, ou que nous rentrions à Royan?

— Non, non, suivons-les! » s'écria Geneviève avec une ardeur concentrée; « au loin, je serais trop inquiète! »

Ils descendirent donc tous, y compris M. et Mme de la Roche-Landeron, qui ne voulaient pas, eux non plus, perdre de vue leur fille.

Le ciel, tout à l'heure si menaçant, s'était un peu éclairci. De grandes déchirures s'étaient produites dans les nuages, violemment séparés par le vent; et çà et là apparaissait un coin de ciel bleu, pur et gai. Quelques promeneurs se trouvaient maintenant sur la plage; mais on venait seulement un instant voir la mer, et l'on s'en allait tout transi, les femmes encapuchonnées de fichus de laine, les hommes le collet du pardessus relevé jusqu'aux oreilles. Toutefois, quand on vit M. de Chanzeaux, Mlle de la Roche-Landeron et son cousin, qui ne la quittait pas, entrer à l'établissement pour prendre des cabines, on se rapprocha pour jouir de ce spectacle toujours goûté, un bain par une mer mauvaise.

Raymond fut prêt le premier. Il revint se mêler au petit groupe pour attendre Théone, insoucieux de la fraîcheur de l'air, et aussi à l'aise en costume de bain qu'auparavant, parce qu'il n'était point occupé de lui-même et ne s'imaginait pas qu'on pût faire attention à lui.

Ce déshabillé, si souvent ingrat et défavorable, aux hommes comme aux femmes, semblait au contraire être fait pour mettre en relief ce corps plein de vigueur et les belles proportions de ses membres. Un maillot d'un bleu sombre moulait son torse bien effacé, laissant les bras nus jusqu'à l'épaule et les jambes à découvert bien au-dessus du genou. Une large ceinture rouge, serrée autour des reins, était négligemment nouée sur le côté. Sa tête énergique et expressive se détachait par une ligne nette, comme un collier bistré, sur le buste préservé du hâle qui avait doré le visage et les mains. Les bras croisés, dans une attitude pleine de noblesse en même temps que d'abandon, il s'appuyait à l'un des montants de bois qui soutiennent la terrasse de l'établissement. C'était l'image de la force paisible et de la beauté qui s'ignore, ou du moins qui s'oublie.

Non moins belle, mais n'en perdant jamais le sentiment, apparut Mlle de la Roche-Landeron, au sortir du grand peignoir blanc dont elle s'enveloppait frileusement. Son cos-

tume court et très ajusté, en étoffe de laine
grenat, dessinait les lignes parfaites de sa
taille, laissant voir des bras de statue et un
cou d'une élégance incomparable. Avec sa
coiffure un peu haute, à l'antique, sa peau
d'un blanc nacré, elle était ainsi merveilleu-
sement belle.

« Le beau couple ! » ne purent s'empêcher
de murmurer plusieurs voix dans l'assistance,
au moment où les deux jeunes gens se prirent par la main pour entrer résolument dans
l'eau.

Le jeune Raoul, qui marchait sur leurs
talons, faisait triste figure à côté d'eux. Son
collant rayé, rouge et blanc, le montrait dans
toute sa disgrâce, plus laid que jamais, l'air
piteux et presque grotesque.

Toutefois son visage exprimait tant d'angoisse, qu'Aline retint son envie de rire et se
sentit prise de pitié.

A la prière de M. de la Roche-Landeron,
un baigneur de l'établissement était descendu

sur la plage ; mais le vicomte ayant refusé son appui avec une certaine fierté, le marin à la casaque et au capuchon de toile cirée se contenta de surveiller le bain du rivage, les mains derrière le dos.

Raymond et Théone franchirent en courant la première vague, puis la seconde ; et, malgré les cris inquiets de sa mère, la jeune fille entraîna, en riant, son compagnon un peu plus avant. Les lames sautaient par-dessus leur tête, et un moment ils disparaissaient dans un flot d'écume, puis on les apercevait de nouveau, souriants et beaux, n'ayant parfois plus d'eau que jusqu'au genou, au retrait de la vague.

Le vicomte, qui n'affrontait jamais l'eau froide sans claquer des dents et trembler de tous ses membres, mais qui n'en voulait convenir pour rien au monde, les avait suivis courageusement. Il réussit quelque temps à se maintenir près d'eux, offrant le flanc aux lames, qui chaque fois le repoussaient tout

chancelant vers le rivage; mais il s'obstinait
à revenir à la charge, toujours plus pâle et
plus grelottant, sans tenir compte des in-
jonctions de sa cousine qui lui disait de s'en
aller.

Une vague, plus haute et plus forte que les
autres, l'étourdit, le renversa et le roula
avant que Raymond ou Théone eussent pu
le saisir. Un cri s'éleva de toutes parts; le
baigneur se jeta à l'eau, mais déjà le vicomte
était repêché par M. de Chanzeaux. Seulement
il avait presque perdu connaissance, et le
marin dut le rapporter dans ses bras, tandis
que Raymond aidait la jeune fille à regagner
le bord.

Ce fut tout un émoi sur la plage. Un des
spectateurs s'approcha en disant qu'il était
médecin, et, ses services ayant été acceptés,
il accompagna les hommes qui transportaient
le pauvre Raoul à la villa, précédés par la
comtesse.

M. de Chanzeaux et Mlle de la Roche-Landeron coururent se rhabiller en hâte, très inquiets du malheureux garçon. Mais, au moment où ils quittaient leurs cabines, tout le monde fut rassuré par la femme de chambre de la comtesse qui apportait à sa jeune maîtresse un manteau épais, un chapeau et un voile de gaze, et qui donna des nouvelles. Le vicomte avait repris connaissance sous des frictions énergiques; à présent, chaudement couché, il allait aussi bien que possible. Le docteur faisait dire aux deux compagnons de bain de Raoul de faire une promenade rapide pour produire une réaction salutaire après leur immersion dans l'eau froide et la frayeur qu'ils avaient eue.

« Il a raison, » dit M. de la Roche-Landeron en s'emparant du bras de sa fille; « nous allons vous reconduire. »

Il vint en effet avec elle jusqu'à Foncillon, où tout le monde se sépara.

Le docteur avait dit vrai, l'accident du vicomte n'eut pas de suites. Quand Raymond

alla prendre de ses nouvelles le lendemain,
il le trouva déjà sur pied, à peine un peu
plus pâle que d'ordinaire, ce qui du reste
était difficile.

Ce jour-là même, de nouveaux hôtes arrivèrent à la villa Malgrétout. Le duc et la duchesse de Villaray ; celle-ci, jeune femme
d'un an plus âgée que Théone, dont elle était
la cousine germaine ; son mari, au contraire,
assez vieux pour être leur grand-père. Ils se
rendaient de leur château de Vendée aux
eaux des Pyrénées, ordonnées au duc, et ils
s'étaient arrêtés, en passant, à Pontaillac
pour s'y reposer quelques jours.

M. de la Roche-Landeron profita de la présence de sa nièce pour donner satisfaction à
un désir plusieurs fois déjà exprimé par sa
fille : avoir une sauterie chez eux.

Avec le mois d'août, qui était commencé,
la populatiom de Royan s'était considérable-
ment accrue. Théone avait retrouvé sur la
plage un certain nombre de jeunes filles de

sa connaissance, et le vicomte tout un petit cénacle d'amis; on pouvait aisément réunir de quarante à cinquante personnes et composer une petite soirée très agréable.

Dès que le jour fut arrêté, Mme de la Roche-Landeron fit les invitations elle-même, pour que cela eût l'air plus intime et moins apprêté. Ce lui fut une occasion de venir chez Mme de la Noue, qu'elle supplia de vouloir bien accompagner son neveu avec Geneviève.

Mme de la Noue, complètement remise de son indisposition, avait repris toutes ses habitudes; mais elle n'avait jamais eu celle de sortir le soir, ainsi qu'elle le dit à la comtesse en lui exprimant tous ses regrets.

Celle-ci insista avec infiniment d'adresse, mettant Geneviève en avant. Théone voulait avoir toutes ses amies autour d'elle, et elle avait une sympathie très vive pour cette chère enfant. D'ailleurs, ce serait une toute petite soirée improvisée, sans aucune étiquette. On ne veillerait pas tard, et il serait permis à Mme de la Noue de se retirer quand elle voudrait. On l'enverrait chercher en voiture fermée, on la ramènerait de même dès *qu'elle* en exprimerait le désir.

Le moyen de résister à tout cela, surtout lorsque Raymond y eut joint ses instances, et que la vieille dame eut rencontré le regard anxieux de Geneviève fixé sur elle? Mme de la Noue promit, et la visiteuse s'en alla ravie du succès de sa démarche.

Alors on discuta la question toilette. Mme de la Noue voulait s'occuper immédiatement de faire faire à Geneviève une robe blanche. La jeune fille s'y opposa énergiquement; elle déclara qu'elle préférait ne pas y aller, s'il fallait faire tant de frais; et elle obtint gain de cause, Mme de la Roche-Landeron ayant affirmé que la moitié de ses invitées, prises à l'improviste, seraient en toilette de plage.

Ce n'était certes pas pour y briller que

Geneviève avait ardemment souhaité d'aller à cette fête. Elle ne demandait qu'à rester inaperçue dans un coin, près de sa vieille amie, buvant des yeux celui qui était toute sa vie, dont elle était si souvent privée maintenant et dont elle serait bientôt complètement séparée.

Lorsqu'ils arrivèrent, tous les trois, un peu avant neuf heures, dans l'équipage du comte, qui était venu les chercher comme on l'avait promis, les deux salons de la villa étaient déjà à moitié remplis.

Théone circulait de l'un à l'autre, aidant, avec une grâce inimitable, sa mère à faire les honneurs de chez elle. Sa toilette, toute simple, lui donnait un air extrêmement jeune. Sa jupe courte, en « voile » de teinte ivoire, laissait apparaître ses petits pieds, finement chaussés de souliers de satin à hauts talons. Son corsage, montant sur les épaules, s'échancrait en pointe dans le dos et sur la poitrine, sous trois plis formant bretelles.

Il n'avait pas de manches, mais les beaux bras de la jeune fille étaient presque entièrement cachés par de longs gants de Suède, de la couleur de ses cheveux. Des nœuds de satin ivoire formaient épaulettes. Une ceinture de même ruban entourait sa taille ronde et fine, puis retombait derrière en larges coques et en longs pans.

Un pouf de petits rubans ivoire, placé un peu de côté, sur le sommet de la tête, accompagnait bien sa coiffure, et atténuait la nuance chaude de sa magnifique chevelure d'or bruni.

Elle était ravissante ainsi, et elle le savait, ce qui lui donnait une démarche, un port de tête et des mouvements de femme sûre d'elle-même et du pouvoir qu'elle exerce.

Elle vint au-devant de Mme de la Noue, et trouva des mots charmants pour la remercier d'être venue, tout en rougissant de plaisir sous le regard d'admiration non déguisée de M. de Chanzeaux. Geneviève elle-même eut une part plus large que d'ordinaire dans la dispensation des faveurs de la petite reine. Le contentement, le plaisir, l'orgueil rayonnaient tellement en elle, que dans les deux salons le bruit courut que c'était une soirée de fiançailles.

Il n'en était rien cependant. Raymond ne s'était pas encore engagé ouvertement, mais il était complètement sous le charme, et Théone le sentait. Aussi fallait-il voir les coquetteries qu'elle avait pour Mme de la Noue, les petits soins, les mines enveloppantes dont elle entourait la tante du jeune homme, comme si elle supposait qu'il ne restait plus qu'elle à conquérir pour le voir se déclarer.

Et la vieille dame se laissait faire, subjuguée, elle aussi, par tant de grâce. Elle voyait que son neveu était complètement passé à « l'ennemi », et il avait l'air si heureux de sa défaite, qu'il ne fallait pas songer à lui en vouloir, mais faire comme lui. Cependant Mme de la Noue en souffrait; il lui venait parfois, malgré elle, des doutes sur la sincérité de toutes ces démonstrations, et elle étouffait un soupir, en coulant un regard dans la direction de Geneviève, que Mlle de Méran avait prise, comme toujours, sous sa protection affectueuse.

Ce fut avec M. de Chanzeaux que Mlle de la Roche-Landeron dansa le premier quadrille, ayant pour vis-à-vis Aline et M. de Puy-Jaslin. En regardant ces deux couples, la même pensée vint à tout le monde : on eût dit de jeunes mariés ouvrant un bal de noces.

Quelle torture pour la pauvre Geneviève, qui du coin où elle s'était blottie, selon son désir, ne perdait pas un mouvement de Raymond ! Elle ne regrettait pas d'être venue pourtant ; elle sentait qu'elle eût autant souffert, et plus encore peut-être, si elle n'avait pas vu, et que son imagination se fût perdue en conjectures sur ce qui pouvait se passer loin d'elle.

Après le quadrille, on joua une valse. M. de

Chanzeaux, que le bonheur ne rendait pas
égoïste, vint trouver Geneviève pour lui demander de la danser avec lui. L'isolement
de la jeune fille et son air malheureux l'a-
vaient ému ; il pensa qu'après lui d'autres
l'inviteraient aussi.

Il serait difficile de peindre la surprise et
le trouble de la jeune fille en recevant sa requête : elle était si loin de s'y attendre ! In-
capable de lui répondre, elle montra sa robe
noire en secouant la tête ; mais Raymond s'empressa de lui faire remarquer deux ou trois
autres dames, en deuil comme elle, qui se
préparaient néanmoins à valser.

« Je vous en prie, » dit-il avec sa bonne
grâce si franche et si affectueuse ; « cela me
ferait tant de plaisir de danser avec vous,
Geneviève ! »

C'était la première fois qu'il l'appelait ainsi,
sans dire « mademoiselle » ; au milieu de sa
joie, il ne s'en souvenait plus. Il était heureux,
il aurait voulu voir tout le monde heureux

autour de lui ; il se sentait assez de chaleur
et de tendresse dans l'âme pour en répandre
sur toutes les têtes.

Geneviève n'eut pas le courage de résister
plus longtemps ; elle se leva, tremblante, le
cœur gonflé d'une telle joie, qu'il lui semblait
qu'il allait éclater. Cet immense bonheur, si
soudain, succédant à une émotion non moins
poignante, fut trop fort pour cette nature délicate et pour ce corps frêle, déjà brisé par
la souffrance ; ils n'avaient pas fait le tour du
salon, que Raymond sentit s'alourdir sur son
bras celle qu'il avait d'abord trouvée si légère.
Il tourna la tête vers sa danseuse et vit qu'elle
se trouvait mal. Il l'enleva aussitôt de terre,
et la transporta auprès d'une fenêtre ouverte.

Cela avait été si vite fait, que trois ou quatre
personnes seulement s'en étaient aperçues ;
mais parmi elles se trouvaient Mme de la
Noue et Aline, qui ne perdaient guère de vue
la jeune fille. En rouvrant les yeux, elle
se trouva donc entourée de visages sympathi-

ques et inquiets; le plus près de tous était celui de M. de Chanzeaux, dont le bras l'entourait encore. Elle se redressa par un effort héroïque et sourit, pour les rassurer tous, en murmurant : « La tête m'a tourné... J'ai eu tort de valser, j'en ai si peu l'habitude ! »

« Qu'y a-t-il? qu'est-ce que c'est? » demandait-on de différents côtés, et Théone arriva du second salon, posant la question comme les autres.

« Ce n'est rien, Mademoiselle, » répondit un jeune fat, ami de Raoul, croyant faire de l'esprit : « c'est une jeune fille qui déclare ingénument que M. de Chanzeaux lui a fait tourner la tête! »

Et, enchanté de son mot, le petit jeune homme le répéta à plusieurs personnes; mais, heureusement pour son auteur, il n'arriva pas aux oreilles de Raymond.

Mme de la Noue avait immédiatement proposé à Geneviève de retourner à la maison. Celle-ci ne voulut pas y consentir; elle assura

qu'elle allait beaucoup mieux, ce qui était
vrai, et le verre d'eau sucrée que M. de Chanzeaux était allé lui chercher acheva de la re-
mettre complètement. Elle reprit même plus
de couleurs qu'elle n'en avait avant.

Une fois encore, Raymond sentit pénétrer
en lui ce regard reconnaissant, empreint
d'une ineffable tendresse, qui le troublait un
moment, sans qu'il s'expliquât pourquoi. Une
autre danse commençait, la jeune duchesse
la lui avait promise, et il s'élança à sa re-
cherche, tout à fait rassuré sur la santé de
Geneviève.

Un peu plus tard, lorsque Mme de la Noue
songea sérieusement au départ et en eut prévenu son neveu, qui devait naturellement
rester jusqu'à la fin de la soirée, elle vit avec
surprise le jeune homme revenir vers elle,
ayant à son bras Mlle de la Roche-Landeron.

La jeune fille prit un siège devant la vieille
dame, et M. de Chanzeaux resta debout, la
main appuyée au dossier de sa chaise, légère-

ment penché pour prendre part à ce qu'elle allait dire, dans une pose qui indiquait une sorte de prise de possession.

« Je viens vers vous, Madame, en suppliante, » dit Théone avec une inflexion de voix caressante sur le mot « madame », qui en faisait presque l'équivalent de « ma tante ». « Nous avons fait dernièrement avec M. de Chanzeaux, » reprit-elle, « une si jolie promenade, que nous nous étions tous promis de la recommencer. On parle de le faire après-demain, pendant que ma cousine est ici, et nous serions bien heureux si, cette fois, vous vouliez être des nôtres, ainsi que Geneviève?

— De grand cœur, » dit gracieusement Mme de la Noue, « à condition toutefois que ce ne soit pas une promenade en mer.

— Oh! Madame, nous ne vous l'aurions pas proposé! » Elle disait toujours « nous », et la vieille dame comprit que cela voulait dire « mes parents et moi »; mais Geneviève l'interpréta autrement, et le sourire charmé qui illuminait le visage de Raymond permettait réellement de croire qu'il se mettait de moitié dans tout ce que disait Mlle de la Roche-Landeron.

« Non, » reprit-elle vivement, « ce n'est pas d'une promenade en mer qu'il s'agit, mais d'une excursion en voiture, pas très longue : à Saint-Palais ! Seulement je ne veux pas vous prendre en traître, Madame, et j'aime mieux vous dire tout de suite que nous voulons passer là-bas la journée entière, et déjeuner dans les bois en face de la mer. C'est si joli, vous verrez cela, vous ne regretterez pas d'être venue ! »

Et, sans laisser à son interlocutrice le temps de se reconnaître ou de se défendre, elle lui fit un tableau séduisant du confort dont on l'entourerait pour qu'elle ne ressentît ni fatigue ni incommodité de cette dérogation à ses habitudes. On ne partirait pas trop matin, à l'heure qu'elle voudrait bien indiquer elle-même ; la voiture de son père était douce ;

on emporterait des pliants, des coussins pour les parents ; on aurait même un petit réchaud à esprit-de-vin pour faire le café et pour préparer quelque chose de chaud pour ceux qui craignaient un déjeuner froid. « Je compte sur Geneviève pour me dire ce que vous aimez à prendre le matin, » dit Théone en terminant, et elle posa doucement la main sur les deux mains enlacées de Geneviève, qui, pensive, écoutait la charmeuse, s'avouant malgré elle que Raymond ne pouvait faire autrement que de l'aimer.

Mlle de la Roche-Landeron s'était levée après avoir tout dit, Mme de la Noue en fit autant, et Théone demanda : « Viendrez-vous ? » en inclinant sa tête adorable avec une grâce câline à laquelle on ne pouvait résister. La vieille dame, fascinée, vaincue, implorée aussi, à ce qu'elle crut, par le regard de son neveu, se pencha vers le charmant visage tendu vers elle et déposa un baiser sur le front de la jeune fille.

Geneviève, qui s'était levée également, retomba sur sa chaise en mordant son éventail
à se briser les dents, pour étouffer un cri de
douleur. Mais personne ne s'en aperçut, si ce
n'est M. de Puy-Jaslin, qui à travers le salon avait suivi du regard toute la scène. Il
comprit tout dans une intuition rapide,
comme les gens de cœur peuvent seuls en
avoir. Théone s'était redressée, plus rayonnante que si l'on venait de lui mettre au front
une couronne, et elle s'éloignait, glissant
rapidement sur le parquet, pressée d'aller
raconter son triomphe à sa mère. Quant à
Raymond, touché jusqu'aux larmes par le
mouvement spontané de sa tante, il lui serra
énergiquement la main en silence, et lui
offrit le bras pour la conduire à la voiture.

Ils étaient si absorbés, l'un et l'autre,
qu'ils avaient momentanément oublié Geneviève. Elle s'était, à vrai dire, oubliée elle-
même, car elle n'attendait jamais qu'on
s'occupât d'elle, n'y étant pas habituée. Ce

fut le fiancé d'Aline qui vint la rappeler au sentiment de la réalité en se mettant avec bonté à sa disposition pour rejoindre Mme de la Noue. Alors seulement elle s'aperçut de son isolement, et elle accepta avec reconnaissance le bras de Patrice, dont l'appui lui fut vraiment utile pour traverser les deux salons.

V.

Au lendemain de cette soirée, si concluante, semblait-il, Mme de la Roche-Landeron et sa fille s'attendaient à voir arriver Mme de la Noue, ou tout au moins Mme de Bonnal, chargée des pouvoirs de M. de Chanzeaux. Cette dernière était aussi un peu blessée de n'avoir reçu aucune confidence du jeune homme, depuis le premier jour ; mais elle ne voulait pas en convenir, et d'ailleurs, comme elle le disait pendant le bal à la mère de Théone :

« Il suffisait d'avoir des yeux et de s'en
servir. »

Les sentiments de Raymond n'étaient plus
un secret pour personne ; on pouvait en suivre les phases sur sa physionomie expressive, aussi clairement que sur le visage de
plus en plus assombri du vicomte.

La beauté de la jeune fille avait rapidement fait son œuvre triomphante. Elle semblait se renouveler sans cesse pour se montrer, soir et matin, à M. de Chanzeaux sous
mille aspects différents, toujours plus séduisante qu'il ne l'avait encore vue. Il aurait
souhaité maintenant être constamment auprès d'elle. C'était pour lui une souffrance
que d'en rester quelques heures éloigné. Cependant, quelque grisé qu'il fût parfois en
sa présence, jamais un mot d'amour ne
s'était échappé de ses lèvres. Mais il n'avait
pas besoin de parler ; tout en lui trahissait
son bonheur, et Théone n'en cachait pas sa
fierté. Elle avait une façon d'abaisser son

regard de reine, sous les yeux ardents de
M. de Chanzeaux, qui semblait dire : « Souveraine pour tous, esclave pour vous seul! »
Dans ces moments-là un immense orgueil,
une joie délirante emplissait l'âme de Raymond, et il devait faire effort sur lui-même
pour rester calme en apparence et maître
de lui.

Mais il s'était imposé la loi de ne rien
dire avant l'arrivée de sa mère, qu'il attendait. Il entretenait avec elle une correspondance active, presque un journal; avant qu'il
ne lui eût écrit : « Je l'aime! » elle l'avait
deviné à l'enthousiasme de sa plume, et elle
s'était félicitée d'avoir si aisément amené son
fils au but de ses désirs.

Dans sa dernière lettre, écrite la veille de
la soirée, Raymond avait conjuré sa mère de
venir à Royan. Il brûlait du désir de lui faire
connaître Mlle de la Roche-Landeron, il tenait
à ce que la marquise fît elle-même la démarche officielle. Il avait compté recevoir sa

réponse le lendemain du bal; son attente fut trompée. « Ce sera pour demain matin, » se dit-il en s'endormant, un peu désappointé. Mais le lendemain, qui était le jour fixé pour la promenade à Saint-Palais, le facteur n'apporta encore rien pour lui à la distribution du matin. Cette nouvelle déception troubla un peu la joie qu'il s'était promise de ce jour; il commençait à s'étonner de ce silence. Y avait-il une lettre égarée? Sa mère allait-elle arriver le surprendre sans le prévenir? A tout hasard, il lança une dépêche pour demander ce qu'il en était, et donna des ordres à Alain pour qu'on lui fît parvenir la réponse le plus tôt possible, là où il serait.

Il se sentit alors plus tranquille et s'abandonna uniquement au plaisir de vivre, d'aimer, de croire qu'on l'aimait aussi, et au bonheur de passer la journée tout entière auprès de celle qui serait bientôt sa fiancée.

Le temps était particulièrement doux et beau ce matin-là; de petits nuages blancs

fiottaient dans le ciel, diaphanes et ténus
comme une gaze jetée sur un bleu trop vif.
Le soleil brillait sans éclat, promettant une
de ces chaleurs tempérées, faites à souhait
pour l'agrément d'une promenade. L'air était
léger, on respirait avec bonheur une atmos-
phère pure, dont la poussière avait été abat-
tue par une légère ondée au point du jour.

Le rendez-vous général était à Pontaillac,
chez M. de la Roche-Landeron ; aucun étranger n'avait été introduit en dehors du petit
cercle, et l'on se trouvait juste une douzaine
de personnes.

Quatre voitures, en comptant celle de
M. de Chanzeaux, devaient recevoir tout le
monde. — Les domestiques étaient partis de
bonne heure, avec les provisions et tout le
matériel promis par Théone, plus le filet,
les raquettes et les balles du lawn-tennis, —
le crocket ayant été abandonné comme trop
encombrant.

Mme de la Noue, Mme de Bonnal et Mme de

la Roche-Landeron montèrent avec le duc de
Villaray dans la calèche du comte, qui lui-
même se mit sur le siège auprès du cocher.
La duchesse prit place à côté de Théone dans
le coquet petit panier que Mlle de la Roche-
Landeron conduisait de ses propres mains,
son cousin Raoul occupant le siège de derrière en manière de groom. M. de Puy-
Jaslin était dans son léger tilbury avec sa
fiancée, et Geneviève fut invitée par M. de
Chanzeaux à lui tenir compagnie dans sa
haute charrette anglaise. Elle n'était pas la
plus mal partagée, et la surprise lui arracha
un mouvement sur lequel Raymond se méprit : « Duncan vous fait-il peur? » demanda-
t-il en l'aidant à monter.

« Non, » dit-elle simplement, « avec vous
j'ai confiance. »

N'est-il pas étrange que les mêmes sentiments puissent prendre une valeur si différente, suivant la personne qui les exprime?
Cette pensée, non formulée par Mlle de la

Roche-Landeron, mais que M. de Chanzeaux avait devinée en elle, le jour de la tempête, lui avait paru renfermer tout un monde, l'avait rendu follement heureux ; et dans la bouche de Geneviève, qui l'accentuait pourtant d'une façon peu banale, elle le laissa presque insensible.

Il songeait à une autre. A toute minute, il tournait la tête pour apercevoir Mlle de la Roche-Landeron, dont le cheval avait une allure moins vive que celle de Duncan. Il fallait à tout instant modérer l'impétuosité de celui-ci pour se maintenir à une distance raisonnable.

Mais cette double préoccupation n'empêchait pas le jeune homme de causer joyeusement avec sa petite compagne. Il avait le cœur en fête ; tout le charmait ; il jouissait de tout sur la route, en artiste et en amoureux qui dégage le sentiment des choses et leur trouve un langage en harmonie avec ses propres dispositions. Jamais Geneviève ne

l'avait vu plus gai, plus communicatif, plus
enthousiaste ; et elle se laissait entraîner, elle
vibrait avec lui, oubliant pour un moment
d'où venait cette joie débordante.

Le chemin lui parut bien court ; Mlle de
Méran et son fiancé ne se plaignirent pas non
plus de sa longueur ; mais dans la calèche, et
même dans le petit panier de Théone, on le
trouva moins agréable. Depuis trois ou quatre
jours qu'elle était arrivée, Mme de Villaray
n'avait pas encore pu causer une seule fois
en tête-à-tête avec sa cousine, comme elle
était impatiente de le faire. Soit que Théone,
moins pressée de faire ses confidences, eût
un parti pris de l'éviter, soit qu'il fallût en
attribuer la cause à la jalouse surveillance
dont chacune d'elles était l'objet, — l'une de
la part de son vieux mari, l'autre de son
jeune cousin, — il s'était toujours dressé
entre elles quelque obstacle. Ce jour-là encore, la présence du vicomte derrière elle
gêna la duchesse ; mais elle se promit de

mettre à profit, plus tard, la liberté de la promenade pour s'échapper un moment avec Théone et la confesser.

On était parti un peu tard, à cause de Mme de la Noue, et il était près de onze heures lorsqu'on laissa les voitures au Bureau, pour gagner à pied les bois où le déjeuner attendait. Le site était vraiment délicieux, et tous ceux qui ne le connaissaient pas encore ne purent qu'applaudir au choix qu'on en avait fait.

La table, — ou plutôt la nappe, car c'était le sol qui tenait lieu de table, — était mise sur une petite éminence ombragée de chênes verts, au bord même de la dune, d'où l'on avait une délicieuse échappée de vue sur la mer.

Tout étant prêt, on se mit aussitôt à déjeuner; le grand air avait aiguisé tous les appétits. Rien ne manquait, du reste, — toujours la table exceptée, — encore avait-on trouvé le moyen d'en apporter une petite,

ployante, en bambou, sur laquelle était
dressé le couvert des deux vétérans, le duc
et Mme de la Noue. Ce fut une source de
gaieté de plus, M. de Villaray s'étant récrié
sur ce qu'on les traitait tous deux en enfants, puisqu'on les mettait à la petite table!

Le repas fut donc joyeux et animé. Le
bon vin de Bordeaux, que M. de la Roche-
Landeron avait fait apporter, mit tout le
monde de belle humeur. Pour finir, on dé-
capuchonna deux ou trois bouteilles d'excellent rœderer, qui ne démérita pas de sa ré-
putation d'être de l'esprit en bouteille.

Parmi les convives, une seule personne se
retrouva après le repas aussi calme et silencieuse qu'avant : ce fut Geneviève. Elle
avait à peine mangé et bu moins encore.
Juste en face d'elle, M. de Chanzeaux et
Mlle de la Roche-Landeron, assis sur
l'herbe, côte à côte, causaient et riaient d'un
air de gracieuse entente. Chaque fois qu'elle
les voyait ainsi rapprochés, tous deux si

beaux, si radieux, Geneviève était forcée de convenir en elle-même qu'ils semblaient être faits l'un pour l'autre, et alors son cœur se serrait à l'étouffer.

Après le café et les liqueurs, le lawn-tennis fut organisé sur la belle plage, droite et plate, qui s'étend au-dessous du bois. L'emplacement était d'autant plus favorable, que la mer descendait, et le sable fin, encore humide, offrait de la résistance.

Geneviève regarda jouer au lawn-tennis, comme elle avait regardé jouer au crocket, sans y rien comprendre et sans chercher à le faire, uniquement absorbée dans la contemplation des deux êtres qui pour elle résumaient le monde entier.

Au bout d'une heure, on en eut assez du jeu, et, se partageant par groupes, selon l'humeur du moment, chacun reprit sa liberté. Les parents n'étaient pas descendus sur la plage, trouvant l'étroit sentier qui y menait un peu raide; ils étaient restés à l'om-

bre, surveillant de loin les ébats de la jeunesse. Geneviève, qui ne s'écartait jamais
longtemps sans remords de Mme de la Noue,
remonta près d'elle avec Aline. M. de Chanzeaux et M. de Puy-Jaslin, toujours heureux
d'être ensemble, disparurent pour aller fumer un cigare. La duchesse jugea le moment favorable pour causer avec Théone. Elle
lui demanda tout bas s'il n'y aurait pas moyen
de se débarrasser du vicomte, qui rôdait
sur leurs talons.

« Si vraiment, » dit la jeune fille en riant,
« tu vas voir. — Raoul! » dit-elle, se tournant vers son cousin, « je viens, à l'instant,
de m'apercevoir que j'ai dû laisser dans la
voiture mon éventail rouge, celui que vous
m'avez donné. J'y tiens énormément; auriez-
vous la bonté de prier un des domestiques
d'aller me le chercher?

— J'irai moi-même, ma cousine! » s'écria
Raoul transporté de joie, en s'éloignant rapidement.

« Eh bien, voilà; ce n'est pas plus difficile que cela! » dit Mlle de la Roche-Landeron
avec gaieté. « Et maintenant causons, nous
en avons le temps : il lui faut une heure pour
aller et revenir.

— Pauvre garçon! tu es sans pitié pour
lui, » dit la duchesse, « et pourtant en voilà
un qui t'aime!

— Ce n'est pas ma faute, » dit négligemment Théone. « Veux-tu que nous nous as-
seyions ici? » ajouta-t-elle en désignant une
place commode, à l'ombre d'un immense
bloc de rochers.

« Oui, » répondit la duchesse, « au moins
nous verrons venir tous ceux qui pourraient
nous troubler. J'avais hâte d'avoir un entretien avec toi : dis-moi, tu es fiancée à M. de
Chanzeaux, n'est-ce pas?

— Pas tout à fait, mais il ne s'en faut
guère! » répondit Mlle de la Roche-Landeron
en traçant de superbes arabesques dans le
sable du bout de son ombrelle.

« Enfin, on veut vous marier, et il t'aime,
c'est assez visible. Je t'en fais mon sincère
compliment. Et toi, fais-moi tes confidences,
comme autrefois : l'aimes-tu déjà beaucoup?

— Mais certainement.

— Comme tu dis cela froidement!

— Et comment veux-tu que je le dise?
Tu m'as l'air d'être devenue singulièrement
sentimentale depuis ton mariage.

— Moi? » s'écria la jeune femme en rougissant.

« Oui, toi. Tu ne parles plus que d'amour!
Est-ce le duc qui t'a communiqué cette maladie? » demanda Théone en riant de sa malice.

La jeune duchesse eut une sorte de petit
frisson involontaire, et ses brillantes couleurs disparurent instantanément : « Oh!
Théone! » s'écria-t-elle avec un accent de
reproche où il y avait une réelle angoisse.

« Tu n'es donc pas heureuse, ma pauvre

Jacqueline ? » dit la jeune fille, d'un ton de pitié où se mêlait une vive curiosité.

« Heureuse ! As-tu pu le croire un seul instant ?

— Cependant tu as à peu près tout ce qu'il faut pour l'être !

— Oui, « à peu près », comme tu dis ! Hélas ! moi aussi, je croyais jadis qu'il ne pouvait y avoir de plus grand bonheur que de s'appeler la duchesse de Villaray, et d'avoir six cent mille livres de rente.

— Tant que ça ! » fit Théone rêveuse.

« Oui, tant que ça ! » répéta sa cousine avec amertume ; « oh ! je me suis du moins vendue à un bon prix !

— Qu'est-ce que tu dis ? vendue ! tu as des expressions...

— Un peu énergiques peut-être, mais justes ; ma seule excuse, c'est que j'étais trop jeune pour comprendre ce que je faisais. Aussi, cet hiver, j'ai tremblé un moment pour toi ; j'allais venir, — car il y a des choses qu'on ne peut écrire, — si la nouvelle de ce mariage s'était confirmée.

— Quel mariage? On m'en a tant proposé depuis deux ans!

— Avec le duc de Gernon.

— Ah! je m'en souviens! Eh bien, j'aurais fait comme toi.

— Non! mon expérience t'aurait profité : je t'aurais arrêtée à temps. L'avais-tu vu, seulement? C'était un spectre ambulant! du reste, tu sais qu'il est mort ces jours-ci?

— Il est mort? Quel dommage!

— Tu t'intéressais donc bien à lui, pour lui accorder ces regrets?

— Ce n'est pas sa mort que je regrette, c'est ma sottise... il était disposé à m'assurer par contrat toute sa fortune, — car ce-lui-là aussi était amoureux! — et aujourd'hui j'aurais sur toi l'avantage d'être veuve! C'est si gentil, être duchesse et veuve à vingt ans!

— Oh! Théone! Comment peux-tu parler

ainsi?... Et s'il n'était pas mort? car enfin tous les vieux maris ne meurent pas si vite, et tu ne peux te figurer ce que c'est qu'un tel mariage, à notre âge!... Sentir son cœur battre en soi, emprisonné tout vif comme dans un tombeau, être honnête femme, vouloir le rester toujours, surveiller tous ses gestes, tous ses regards, et, malgré tout, ne pouvoir pas toujours éviter les soupçons d'un mari jaloux... qu'on ne peut pas aimer! »

Cette fois, la jeune fille, surprise par les révélations de sa cousine, ne trouva rien à répondre. Au bout d'un moment, la jeune duchesse releva sa tête, qu'elle avait cachée dans ses deux mains, et ce fut elle qui reprit d'un ton plus calme : « Enfin, heureusement pour toi, ce malheur t'a été épargné. Au lieu de cela, tu vas faire un mariage qui me semble être l'idéal, d'après ce que j'ai entendu dire de M. de Chanzeaux, dont l'extérieur est extrêmement sympathique. Je ne te crois pas aussi froide à son égard qu'il te plaît de me *le faire* supposer. Quand tu es près de lui, tu ne parais pas aussi indifférente.

— Il le faut bien, il est un peu sentimental, lui aussi ; et, comme il est fou de moi, je cède un peu à son caprice ; mais je n'ai pas perdu la tête, crois-le bien, » reprit Mlle de la Roche-Landeron en se redressant avec orgueil. « Je ne suis pas tout à fait aussi naïve que tu te l'imagines ; j'ai beaucoup observé autour de moi, j'ai beaucoup lu ; or j'ai vu que, partout, celui qui aimait le plus était la dupe ; j'ai compris que l'amour était un abaissement et une souffrance. Eh bien, moi, je ne veux pas m'abaisser, je ne veux pas être dupe, et je ne veux pas souffrir : donc, je me laisse aimer ! »

C'était le tour de la duchesse d'être atterrée par les paroles de sa cousine. La jeune fille reprit presque aussitôt : « Tiens, veux-tu un exemple ? Tu as vu Geneviève, cette petite fille, toujours pâle et triste, que Mme de la Noue a prise pour lectrice ?

« —Oui, elle m'a paru charmante et très bien élevée; n'a-t-elle pas été au couvent avec toi?

— Pendant quelque temps. Pour faire plaisir à M. de Chanzeaux et à sa tante, je consens à la traiter presque d'égale à égale; mais enfin elle n'a rien, elle vit des bontés de Mme de la Noue, et, quand celle-ci viendra à lui manquer, il lui faudra chercher une autre place.

— Pauvre enfant! Eh bien, quel exemple trouves-tu à tirer de là?

— Qu'une grande passion, feinte ou réelle, chez une femme, ne mène à rien, quand on n'a pas su se faire aimer.

— Je ne comprends pas. Est-ce que cette jeune fille aime quelqu'un dont elle n'est pas aimée?

— Tu n'es guère clairvoyante, ma pauvre Jacqueline! Son amour pour M. de Chanzeaux saute tellement aux yeux, que c'est justement ce qui donne à penser qu'elle joue un rôle!

—Un rôle, mais dans quel but? » demanda

la duchesse, qui ne pouvait pas comprendre
où voulait en venir sa cousine.

« Tu ne vois pas, » reprit celle-ci, « l'intérêt qu'elle avait à faire croire à M. de Chanzeaux qu'elle était folle de lui? Favorite de
la tante, elle avait espéré capter aussi le neveu ; c'eût été un mariage inespéré pour elle !
Malheureusement, il n'a rien vu ou rien voulu
voir, et je suis venue me jeter à la traverse
de ce beau projet.

— Tu te trompes peut-être, Théone, »
dit la jeune femme d'un ton sérieux. « Je ne
me vante pas d'être une grande physiono-
miste, mais cette jeune fille me fait l'effet
d'être simple et bonne... Maintenant que tu
m'as dit cela, je me rappelle bien des choses.
Je crois aussi qu'elle l'aime, mais très sincèrement, et alors elle est bien à plaindre.

— Comme Raoul ! ils pourront se consoler l'un l'autre ! » dit la jeune fille avec un
rire argentin.

« Oh ! ne ris pas de cela ! » s'écria la du-

chesse, « tu me donnerais à penser que tu
n'as pas de cœur !

— Je suis hors de la question pour le moment, » dit Théone d'un air très fier ; « je
voulais te montrer justement qu'une femme
a toujours tort d'aimer, ou de le laisser croire ;
il ne lui en revient que mépris ou souffrance. »
En disant cela, Mlle de la Roche-Landeron se
leva, paisible et sereine, donna quelques petits coups sur sa jupe de toile brodée, un peu
affaissée, et, sans paraître remarquer l'air
froid et contraint de sa cousine, elle prit les
devants pour remonter dans le bois.

L'orgueilleuse fille ne se doutait pas qu'elle
venait de détruire elle-même son bonheur.

Son entretien avec la duchesse avait eu
deux témoins invisibles et involontaires, —
l'un d'eux du moins, — M. de Chanzeaux et
M. de Puy-Jaslin. Ils étaient venus, eux aussi,
s'abriter dans les rochers pour causer plus
librement ; mais, en voyant arriver les deux
dames, le premier mouvement de Raymond

avait été de vouloir se montrer et leur céder
la place; Patrice l'avait retenu presque de
force. Pour comprendre que M. de Chanzeaux
eût cédé, il faut dire que, dans leur conversation, son ami avait jeté en lui des doutes
sur le vrai caractère de Mlle de la Roche-Landeron. Il était presque hors de lui, et, lorsque Patrice lui avait dit : « Tenez, c'est peut-
être le ciel qui vous l'envoie, écoutez et jugez, » il était retombé assis, la tête dans ses
mains, honteux de son action, mais tourmenté
par un ardent désir de savoir, espérant pouvoir convaincre son compagnon de son erreur.

Hélas ! il savait maintenant la vérité tout
entière, et elle était si cruelle qu'il en fut ter-
rassé. M. de Puy-Jaslin lui-même était très
malheureux de ce qu'il venait d'entendre
ainsi par surprise. Lorsqu'il s'était décidé,
non sans hésitations, à troubler la sécurité
de Raymond, — pressé par Mlle de Méran,
dont le bon cœur et la droiture se révoltaient
en voyant la comédie qui se jouait aux dé-

pens d'un homme comme M. de Chanzeaux,
et aussi poussé lui-même par un sincère intérêt pour Geneviève, qu'Aline lui avait fait
aimer, — Patrice n'avait pas cru cependant
à un tel calcul et à une telle sécheresse de
cœur chez Mlle de la Roche-Landeron.

Néanmoins le peu qu'il en avait dit à
M. de Chanzeaux l'avait fait bondir comme
une insulte. Il se refusait à admettre que
Théone ne fût pas sincère. Elle pouvait avoir
des défauts, elle en avait certainement, mais
elle n'avait du moins pas celui-là. Il l'avait
défendue avec une ardeur telle, qu'il avait
failli rompre avec son ami, lui dire des paroles blessantes ; mais le fiancé d'Aline lui
avait tout pardonné.

Ce que Raymond avait souffert pendant la
conversation des deux cousines est impossible à exprimer ; vingt fois il fut sur le point
d'éclater, d'apparaître aux yeux de Théone en
lui criant : « Assez ! » mais, toujours retenu
par M. de Puy-Jaslin, qui, loin de triompher,

avait plutôt envie de pleurer avec lui, il resta
là, écrasé, versant des larmes brûlantes qu'il
secouait avec une sorte d'indignation et de
honte.

Quand les deux jeunes femmes furent hors
de vue, Patrice rendit enfin la liberté à son
ami, s'attendant à le voir rugir comme un
lion furieux, car il savait que les natures puis-
santes, comme celle de Raymond, ont de ces
terribles éclats de désespoir. Mais déjà une
prostration complète avait succédé à cette
premièrc crise, tout intérieure, qu'il lui avait
fallu contenir.

« Mon pauvre ami, » s'écria le jeune officier en serrant les mains de M. de Chanzeaux
à les briser, « je souffre avec vous, je comprends toute votre douleur !

—Non, vous ne pouvez pas la comprendre, »
dit Raymond avec amertume; « vous avez
bien placé vos affections, vous !... On vous
aime, vous !

—Mais vous aussi, on vous aime, Raymond !

Vous êtes aimé par une âme sœur de celle de mon Aline... Geneviève !

— Oui, je sais, *elle* l'a dit ! » murmura le jeune homme avec une méprisante amertume. « Mais *elle* a terni de son souffle empoisonné jusqu'à cette âme que, moi aussi, je croyais pure... A présent le doute me poursuivra toujours !

— Moi, je ne doute pas, » dit M. de Puy-Jaslin avec force. « Ce sont mes propres observations, ce sont les confidences d'Aline qui m'ont révélé l'ardente et profonde tendresse que Geneviève vous a vouée, et qu'elle s'efforce de cacher, bien loin de l'étaler au grand jour, comme on l'en accuse, pauvre enfant !

— Ainsi vous croyez...? Mais que m'importe à présent ! » dit Raymond avec un accent d'inconsolable désespérance. « J'ai perdu la foi ; j'ai le cœur brisé... O mon ami, que je souffre !

— Venez, » s'écria Patrice, « ne restez pas ici, où tout vous rappelle cet affreux cauchemar. Réveillez-vous ! Venez avec moi trouver Aline et Geneviève, leur vue vous fera du bien.

— Oh ! non, pas encore ! Pardonnez-moi, Patrice, mais laissez-moi ici, au contraire, et seul !

— Qu'il soit fait selon vos désirs, mon cher ami, mais soyez fort, soyez homme ! Croyez-moi, elle ne vaut pas une seule des larmes que vous lui accordez !

— Ce n'est pas elle que je pleure, » s'écria Raymond avec une navrante amertume, « c'est ma confiance trahie, c'est mon rêve, mon beau rêve envolé ! »

Dès que Patrice l'eut quitté, il s'étendit de tout son long sur le sable, où ses poings crispés s'enfoncèrent avec fureur, et il murmura sourdement à travers un sanglot :

« O mère ! mère, si vous saviez le mal que vous m'avez fait ! »

C'était une dure épreuve à subir pour M. de Chanzeaux que de se retrouver, après

cela, en présence de Mlle de la Roche-Landeron. Il s'arrangea de façon à n'être là qu'au
moment du départ, et il prit le bras de sa
tante, avec laquelle il marcha un peu en arrière pendant que l'on regagnait le Bureau,
où étaient restées les voitures.

Mme de la Noue remarqua bien l'agitation
de son neveu et l'altération de son visage;
mais elle n'aimait point forcer les confidences,
elle ne l'interrogea pas. Elle crut à une légère
brouille d'amoureux, de celles qui amènent
des raccommodements plus tendres, et elle
l'entretint de tout autre chose.

Geneviève n'avait pas eu besoin de regarder
deux fois M. de Chanzeaux pour voir son émotion, dont elle ressentit le contre-coup. Mais
elle l'interpréta comme Mme de la Noue, et
elle s'empressa de regarder Théone pour voir
si, elle aussi, avait l'air troublé. Loin de là,
Mlle de la Roche-Landeron était aussi radieuse
qu'au départ. Elle eut même un accès de vive
gaieté en rencontrant son cousin qui revenait,

consterné, lui apprendre qu'il n'avait pas trouvé son éventail dans la voiture.

« Rassurez-vous, » dit-elle, « cinq minutes après votre départ, je me suis souvenue que je l'avais laissé à la maison! »

Le retour s'effectua dans le même ordre que l'arrivée ; mais combien était changée la disposition d'esprit du compagnon de Geneviève ! Non seulement elle ne retrouvait plus en lui le Raymond du matin, mais elle ne reconnaissait même plus le bon, l'aimable Raymond qu'elle avait toujours vu en lui. Il était sombre, nerveux, bizarre, irritable, et sa manière de conduire Duncan n'était rien moins que rassurante. L'animal fougueux, peu habitué à sentir le fouet, ni une main si dure peser sur son mors, faisait à chaque instant des écarts, et parfois mine de s'emporter. Alors seulement M. de Chanzeaux paraissait se souvenir qu'il avait près de lui une femme, faible et timide, qui pouvait s'effrayer. Il jetait sur elle un rapide coup d'œil, et d'un mot calmait son cheval; mais Geneviève faisait bonne contenance. Après tout, que lui importait, puisqu'elle était avec lui? S'ils mouraient ensemble, ne serait-ce pas un grand bonheur? Ou bien encore, si elle était grièvement blessée, par sa faute à lui, — juste assez pour ne pas mourir sur le coup, — quelles délices ce serait de le voir, plein de remords, penché sur elle et de rendre le dernier soupir entre ses bras, la tête appuyée à son épaule, comme l'autre soir, lorsqu'elle avait cru mourir de joie en dansant avec lui.

Elle songeait à tout cela, pendant qu'à ses côtés lui se rongeait le cœur du désespoir de n'être pas aimé.

A un écart plus vif de Duncan, qui imprima une violente secousse à la frêle voiture, Geneviève fut projetée sur M. de Chanzeaux. Instinctivement, il allongea le bras derrière elle pour l'envelopper et la retenir. La pauvre enfant crut continuer son rêve, et, tout étourdie, elle leva vers lui ce regard qu'il connaissait déjà, qu'il comprenait à présent. Mais le souvenir des paroles de Théone se dressa aussitôt entre Geneviève et lui; d'un geste brusque, il retira son bras et cingla son cheval d'un nouveau coup de fouet. Geneviève crut l'avoir elle-même reçu en pleine figure, tant elle se sentit douloureusement blessée.

Elle poussa un cri, que Raymond mit sur le compte de la frayeur, et elle cacha son visage dans ses deux mains.

Ils arrivaient à Pontaillac, quand tout à coup M. de Chanzeaux aperçut Alain qui venait à sa rencontre, un papier bleu à la main : « Un télégramme ! » s'écria-t-il en pâlissant. Il avait oublié ses pressantes instances pour faire venir sa mère; il s'en ressouvenait subitement, et il eut une peur horrible qu'elle ne lui annonçât son arrivée. Il arrêta court sa voiture, en tirant si violemment sur les rênes, que Duncan plia les jarrets de derrière, la tête renversée, les naseaux frémissants, comme s'il allait s'abattre. Alain le saisit

au mors et le caressa pour le calmer, pendant
que son maître, d'une main fiévreuse, déca-
chetait la dépêche. Geneviève s'était redressée
pour suivre des yeux avec inquiétude tous
les gestes du jeune homme. Elle oublia chagrin personnel et offense en voyant le visage de Raymond se décomposer pendant sa
lecture : « Y a-t-il quelqu'un de malade ? »
demanda-t-elle vivement.

« Ma mère ! » répondit-il, en laissant échapper ce mot comme un gémissement. Il se
rappelait avec remords le cri qu'il avait poussé
vers sa mère là-bas sur la plage.

Tout le monde s'était rapproché en voyant
la dépêche, et l'on excusa le trouble et la tristesse de M. de Chanzeaux, ainsi que la hâte
qu'il témoignait de partir. M. et Mme de la
Roche-Landeron avaient quitté la calèche, qui
devait reconduire les autres dames, et ils vin-
rent serrer affectueusement la main du jeune
homme. Théone vint aussi, avec une physionomie de circonstance, mais il eut soin de

faire cabrer Duncan tout exprès pour avoir
l'air si occupé de le maintenir, qu'il ne pouvait prendre la main qu'elle lui tendait.
Elle ne s'en aperçut pas, et s'écarta pour ne
pas se faire écraser. Alors Raymond pria
Geneviève de vouloir bien monter dans la
calèche, où il y avait de la place maintenant,
afin qu'Alain pût la remplacer près de lui
et rentrer plus vite à la maison.

Toujours prête à obéir et à lui complaire,
Geneviève allait s'élancer; le vieux domestique l'arrêta d'un geste d'effroi, et, tout en
lui demandant pardon de sa liberté, il la
prit dans ses bras pour la déposer à terre, lui
épargnant peut-être une chute dangereuse,
car Duncan très excité ne voulait absolument plus tenir en place. Alain sauta alors
lestement près de son maître, qui rendit
les rênes, et la voiture partit comme une
flèche.

Geneviève monta dans la calèche, et Mme de
la Noue la pria de lui lire la dépêche, que

Raymond venait de lui jeter au vol, mais qu'elle ne pouvait lire avec ses mauvais yeux.

Le télégramme était ainsi conçu : « Mère malade, ne peut partir; elle te demande, reviens. »

« Vous êtes sûre, Geneviève, qu'il y a « mère », et non pas « père? » demanda Mme de la Noue.

« J'en suis très sûre, Madame; et puis, du reste, n'était-ce pas en effet Mme de Chanzeaux qui devait venir?

— C'est vrai, » dit Mme de la Noue, dont les craintes s'étaient tout d'abord portées sur son frère.

« Ainsi M. de Chanzeaux attendait la marquise ces jours-ci? » demanda vivement Mme de Bonnal, et elle ajouta, en prenant le papier bleu des mains de Geneviève : « Vous permettez? » Elle n'était pas fâchée de voir elle-même le contenu de la dépêche. « Pauvre amie, » continua-t-elle en secouant la tête, « j'espère que ça ne sera pas grave, mais cette indisposition est venue bien mal à propos ! »

Le premier train qui partait n'était qu'à huit heures et demie. Raymond fut prêt bien avant, et Alain aussi. M. de Chanzeaux avait obstinément refusé de dîner, et le repas des deux femmes se fit pour la forme.

« Tu m'enverras une dépêche demain ; j'y compte ! » dit Mme de la Noue en embrassant avec tendresse l'enfant de son cœur.

« Soyez tranquille, ma tante ! » Il se tourna alors vers Geneviève, et lui tendit la main avec un retour de son ancienne confiance affectueuse. Elle s'en empara avec bonheur et la serra dans ses deux mains tremblantes.

« Ne vous faites pas tant de chagrin, » s'écria-t-elle presque malgré elle ; « quelque chose me dit que madame votre mère est déjà mieux, et que vous la trouverez tout à fait bien !

— Puissiez-vous être une bonne prophé-

tesse, chère enfant, » répondit M. de Chanzeaux, qui se sentit apaisé par ces paroles
consolantes. « Adieu, je vous confie ma
tante ! »

Et il était parti. Geneviève était restée debout à la même place, toute blanche ; elle
vit, comme au travers d'un nuage, sa vieille
amie qui lui tendait les bras ; alors elle
se laissa tomber à ses pieds, enfouit sa tête
dans ses genoux, et éclata en sanglots.
Mme de la Noue ne lui demanda pas le motif
de ses larmes, elle ne le connaissait que
trop bien. Pas un mot d'explication sur ce
sujet ne fut échangé entre elles, ni ce soir-là
ni plus tard ; mais elles s'étaient comprises
sans parler. A partir de ce moment, la glace
dont la jeune fille s'était enveloppée sembla
se fondre et une union plus intime, plus tendre, régna entre elles, comme l'avait si souvent désiré Mme de la Noue.

Le lendemain du départ de Raymond, de
grand matin, avant que rien n'eût encore

bougé dans la maison, Geneviève se glissa
sans bruit hors de sa chambre et descendit
dans l'appartement que M. de Chanzeaux
avait occupé.

Elle cherchait quelque vestige de sa présence, un objet sans valeur qu'il eût oublié
dans la précipitation du départ. Mais Alain
était soigneux, elle ne trouva rien qu'une
fleurette desséchée tombée sur le parquet, un
brin de réséda qu'il avait porté, deux jours
avant, à sa boutonnière et qui s'y était flétri.
Elle s'en empara, et elle allait s'échapper de
peur d'être surprise, lorsqu'un papier froissé
et déchiré, jeté dans la cheminée, attira son
attention. Ce n'était pas une lettre, mais un
dessin. Elle releva les morceaux et les em-
porta dans sa chambre. Une fois là, elle déplia soigneusement le papier, assembla les
quatre morceaux et reconnut la tête de Mlle de
la Roche-Landeron, dessinée avec un soin
extrême. Ce fut pour elle un trait de lumière.
Sans pouvoir deviner toute la vérité, elle en

soupçonna du moins la moitié, c'est-à-dire que tout était fini entre M. de Chanzeaux et Mlle de la Roche-Landeron. Au milieu de sa propre détresse, ce lui fut une consolation. Après avoir hésité sur ce qu'elle allait faire de sa trouvaille, elle se décida à la garder, n'ayant pas le courage d'achever la destruction de cette œuvre patiente et soigneusement caressée par la main du jeune homme, bien que ce fût l'image d'une ennemie.

Vers dix heures, la dépêche impatiemment attendue arriva. Geneviève l'ouvrit avec un violent battement de cœur, et lut d'une voix entrecoupée. Raymond disait : « Mère beaucoup mieux, aucun danger. Expédiez William. A vous deux de cœur. » De grosses larmes coulaient des yeux de Geneviève sur le papier bleu. Comme la veille, elle se laissa glisser aux genoux de Mme de la Noue en s'écriant avec ardeur : « Oh! Madame, qu'il est bon!

— Oh! oui, bien bon! » dit la vieille dame

attendrie, en caressant d'une main tremblante les cheveux de sa petite amie.

Ainsi donc il ne reviendrait pas; il disait
de lui renvoyer William, c'est-à-dire Duncan,
la voiture, tout ce qu'il avait forcément laissé
derrière lui dans sa hâte de partir. Mme de
la Noue sentit, elle aussi, qu'il s'était passé
quelque chose de grave et que toute idée de
mariage était abandonnée. Mais elle n'en dit
rien à Geneviève, qui ne lui parla pas non
plus de ce qu'elle avait découvert.

Désormais Royan n'avait plus d'attrait
pour elles. Mme de la Noue se sentait fatiguée
et pressée de rentrer à Bordeaux. Peut-être
aussi redoutait-elle les visites qu'elle pouvait
recevoir et les questions qu'on lui ferait.
Toujours est-il que, le surlendemain de la
promenade à Saint-Palais, les deux femmes,
accompagnées de Mariette et de Julie, prirent
le bateau de deux heures pour revenir à
Bordeaux.

Dans l'intervalle, elles n'avaient revu ni

Mme de Bonnal ni Mme de la Roche-Landeron.
Toutes deux cependant avaient envoyé pren-
dre des nouvelles, mais Mme de la Noue s'é-
tait bornée à faire répondre que Mme de
Chanzeaux allait mieux ; de sorte qu'à la villa
Malgrétout on attendait patiemment le prochain retour du jeune homme, que l'on ne
mettait pas en doute.

En revanche, Mlle de Méran était venue,
conduite par sa femme de chambre, et M. de
Puy-Jaslin l'avait rejointe chez Mme de la
Noue. Tous deux étaient au courant mieux
que personne, Patrice ayant tout raconté à
Aline, mais ils n'y firent pas la moindre allusion. Ils se montrèrent pleins de bonté pour
Geneviève, et, en se retirant le premier, M. de
Puy-Jaslin dit en lui serrant fortement la
main : « Soyez assurée, Mademoiselle, que
je suis de moitié dans tout ce que pourra
vous dire Mlle de Méran. »

Ce qu'Aline avait à dire, ce qu'elle glissa
dans l'oreille de son amie pendant que celle-

ci la reconduisait jusqu'à la porte, c'est
qu'elle l'aimait de tout son cœur, que sa maison et ses bras lui seraient toujours ouverts, et
que, si quelque jour son excellente mais bien
vieille amie venait à lui manquer, elle ne devait pas oublier qu'il lui en restait d'autres.

Vivement touchée de ces témoignages d'affection, qu'elle savait sincères, Geneviève
sentit sa peine un moment allégée. Mais une
nouvelle épreuve l'attendait à son retour.

L'époque approchait où il était convenu
qu'elle devait prendre un congé pour aller
passer les vacances chez son tuteur, avec sa
sœur et son jeune frère. Cependant Mme de
la Noue semblait l'avoir oublié, et Geneviève
n'osait pas le lui rappeler la première. Bien
mieux, au lieu de souhaiter ce voyage dont
elle s'était réjouie depuis longtemps, elle se
demandait maintenant si elle aurait le courage de l'effectuer. Que deviendrait en son
absence sa vieille amie, à laquelle chaque
jour l'attachait davantage parce qu'elle

sentait lui être de plus en plus nécessaire ?
Soit que Royan l'eût fatiguée, soit toute
autre cause, elle s'affaiblissait sensible-
ment, même pour des yeux qui ne la quittaient pas. Elle ne se plaignait de rien, mais
elle avait moins d'appétit ; elle dormait mal
la nuit, au dire de Julie qui couchait dans
sa chambre. Il est vrai que le jour elle s'endormait à toute heure, parfois même en causant. Elle devenait aussi bien plus paresseuse
à sortir ; elle n'avait pas voulu mettre les pieds
dehors depuis son retour, et elle se plaisait
surtout dans sa chambre, à cause du portrait
de Raymond qui s'y trouvait. Geneviève la
sentait plus lourde à son bras, quand elle
l'aidait à se déplacer. Son caractère enfin s'at-
tristait ; elle avait souvent des idées noires,
de sombres cauchemars, qui l'effrayaient et
qu'elle racontait. Elle devenait peu à peu
indifférente aux choses qui l'intéressaient autrefois. Un seul sujet avait encore le pouvoir
de la captiver tout entière et de lui rendre

une partie de sa gaieté, c'était d'entretenir sa petite amie de son neveu. C'était aussi le seul plaisir de Geneviève. Elle avait toujours trouvé agréable son emploi de lectrice et de secrétaire lorsqu'il s'agissait de lire à Mme de la Noue les lettres de Raymond, ou bien de répondre à celui-ci pour elle. Aujourd'hui qu'elle le connaissait et qu'il avait emporté son âme avec lui, cette correspondance était ce qui la faisait vivre. Puis, quand sa vieille amie s'endormait près d'elle, Geneviève laissait tomber son livre, ou son ouvrage, et s'abîmait dans la contemplation du portrait de Raymond, jusqu'au moment où elle était aveuglée par ses larmes.

La santé chancelante de Mme de la Noue l'inquiétait vivement, et à toutes ses douleurs venait se joindre le souci de l'avenir.

VI.

Pendant que la pauvre Mme de la Noue s'affaiblissait chaque jour, Mme de Chanzeaux, au contraire, revenait rapidement à la santé, se laissant soigner et gâter par son fils, heureuse de l'avoir encore tout à elle. Cette indisposition survenue brusquement, et qui, pendant quarante-huit heures, avait fait trembler pour sa vie, n'était cependant qu'un violent refroidissement pris dans la petite église du bourg, froide comme une cave, après une promenade au soleil.

La marquise se préparait à partir pour répondre au désir de Raymond, et, pendant que sa femme de chambre faisait les malles, elle était allée trouver le vieux pasteur, son confesseur, autant pour lui dire sa joie que pour se décharger de ses péchés. Elle était à peine restée une demi-heure à l'église ; mais en sortant de là, frissonnante et glacée, elle avait été heureuse de trouver sa voiture qui l'attendait. Elle se sentait envahie par un si grand malaise, qu'elle n'avait pas voulu faire partir ce jour-là le télégramme préparé pour annoncer à son fils son arrivée.

En rentrant au château, elle avait dû se coucher, espérant que ce ne serait rien qu'une migraine, et qu'elle pourrait se mettre en route le lendemain. Mais la fièvre était venue, et avec elle plusieurs symptômes alarmants. Pendant deux jours le médecin avait dit qu'il ne pouvait se prononcer sur la nature du mal. Ce serait peut-être peu de chose, mais ce pouvait être aussi le début d'une pleurésie ou d'une fièvre muqueuse. La malade ne cessait de réclamer son fils ; elle demandait qu'on la guérît bien vite, afin qu'elle pût aller le rejoindre. En présence de tout cela, le second jour, le marquis avait lancé à Raymond la dépêche pressante qui l'avait fait accourir.

, A peine le jeune homme était-il arrivé depuis quelques heures, que la fièvre tomba, et avec elle disparurent toutes les craintes. Mais il restait à la marquise une grande faiblesse et une grande prostration d'esprit. La convalescence fut plus longue que la maladie. Raymond ne quittait pas sa mère. Lorsqu'elle put rester debout quelques heures, il la jugea assez forte pour supporter le choc, et, avec beaucoup de ménagements, il répondit à ses questions en lui racontant tout ce qui s'était passé.

Mme de Chanzeaux prit la chose beaucoup mieux que son fils ne l'avait craint. Il arrive souvent, lorsqu'on a été gravement malade et qu'on a cru voir la mort de près, qu'il se produit comme une solution de continuité dans l'existence. On recommence à vivre à nouveau, et les événements qui ont précédé le plus immédiatement la crise sont ceux qui laissent le moins de traces dans l'esprit.

Les personnes qui entourent le malade éprouvent un peu cela aussi, bien qu'à un moindre degré. Les préoccupations qui les agitaient avant perdent beaucoup de leur importance, et leur paraissent mesquines auprès des tortures morales qu'ils viennent de subir.

Raymond lui-même fut tout étonné de se trouver si calme, de ne plus sentir saigner sa plaie et de n'éprouver plus qu'une légère sensation de douloureuse meurtrissure là où il y avait eu déchirement aigu. Les deux semaines passées par lui à Royan semblaient s'être reculées dans un lointain déjà un peu effacé. Il ne pouvait croire que huit jours l'en séparaient seulement ; volontiers il eût dit « l'année dernière », au lieu de « la semaine passée ».

La marquise fut surtout blessée dans son orgueil de mère et affligée de la déception de son fils. — Était-il possible que son Raymond ne fût pas aimé ? Quelle créature de marbre, ou plutôt d'argile, était donc cette jeune fille, pour ne pas s'être attachée à lui ? — Découragée, elle promit à son fils de ne plus s'occuper de lui chercher une femme et de le laisser entièrement libre dans son choix.

« Ainsi, » s'écria le jeune homme, qui parut ranimé par cette promesse, « quand je viendrai vous dire : « Maman, j'aime, et cette

« fois je suis aimé! » vous ouvrirez vos bras à la jeune fille que je vous désignerai, quelle qu'elle soit?

— Oui, car je pense que mon fils ne peut faire qu'un choix digne de lui et...

— Et de vous, mère! » ajouta Raymond, voyant que Mme de Chanzeaux s'était arrêtée après un peu d'hésitation. « Maintenant reste à savoir, chère mère, si nous nous entendons sur la valeur des mots. Par « digne de vous et de moi », voulez-vous dire que celle que je prendrai pour femme, en dehors de tous les mérites personnels que nous lui supposons naturellement, devra aussi forcément être une héritière, et surtout « être née », comme vous dites quelquefois? »

Mme de Chanzeaux parut se recueillir un moment, tout en examinant son fils avec un peu d'inquiétude.

« Tu penses à quelqu'un en disant cela, » répondit-elle enfin.

« Peut-être oui, peut-être non! Il est en-

core trop tôt pour que je m'arrête à cette
pensée ; mais répondez-moi néanmoins, maman, j'y tiens beaucoup !

— Eh bien ! non, je ne veux rien dire, »
s'écria tout à coup la marquise. « Je veux attendre à savoir pour me prononcer. Les circonstances peuvent tellement influencer et
faire monter ou descendre un jugement... il
faut si bien connaître, tu le sais toi-même !...
Tout ce que je puis te dire, c'est qu'une
femme qui t'aimerait, tiens, comme je t'aime,
si c'est possible, deviendrait à coup sûr ma
fille bien-aimée ! »

En disant cela, Mme de Chanzeaux avait at-
tiré sur sa poitrine la tête de son fils, assis
sur un siège bas auprès de sa chaise longue,
et elle l'embrassait avec une sorte d'empor-
tement jaloux qui indiquait le retour de ses
forces.

Cette conversation avait eu lieu en présence
d'Alain, occupé, sur la prière de la marquise,
à renouveler les branches de verdure qui

abritaient la grande cage de ses bengalis,
dans l'embrasure de la fenêtre. La mère et
le fils avaient toute confiance en lui, et par-
laient devant ce vieux serviteur absolument
comme s'ils eussent été seuls.

Une heure après, entrant chez lui pour
chercher un livre, Raymond surprit son valet de chambre en train de chantonner, tout
en rangeant l'appartement, ce qui était chez
Alain le signe de la plus vive satisfaction.

« On dirait que vous venez d'apprendre
une bonne nouvelle, Alain, » dit le jeune
homme; « faites-m'en donc part, si ce n'est
pas un secret; je me sens d'humeur à m'en
réjouir avec vous.

— Seconde bonne nouvelle, alors! » dit
Alain; « sans parler du rétablissement *de*
Mme la marquise, ce qui fait trois!

— Je vois que vous ne voulez pas me faire
vos confidences, » reprit M. de Chanzeaux;
« vous détournez la question.

— Ce ne sont pas les miennes, » répondit

le vieux serviteur, « c'est à propos de M. le comte que je me réjouis... et aussi à cause de l'intérêt que je porte à une autre personne, s'il m'est permis de le dire.

— De quelle autre personne voulez-vous parler?

— De Mlle Geneviève, Monsieur.

— Geneviève! » s'écria Raymond en tressaillant; « expliquez-vous mieux, Alain!

— Que Monsieur le comte veuille bien m'excuser, si je me suis trompé, » répondit celui-ci avec humilité; « je sais bien que, nous autres domestiques, nous devons avoir des yeux et des oreilles pour ne rien voir et ne rien entendre, et surtout une langue pour ne rien répéter de ce qu'ont entendu nos oreilles : ainsi, *motus!*

— Mais, au contraire, Alain, je vous demande de parler! » s'écria le jeune homme avec un mouvement d'impatience. « Voyons, vous faites allusion, je suppose, à mon entretien de tout à l'heure avec ma mère; mais,

pourquoi y mêlez-vous le nom de Mlle Geneviève?

— J'ai peur de m'être réjoui trop tôt, » dit
Alain en secouant tristement la tête. « Puisque Monsieur veut absolument que je parle,
j'avoue que j'avais pensé à Mlle Geneviève en
écoutant Monsieur le comte parler comme
il le faisait à madame.

— Mais pourquoi? » insista Raymond,
très intéressé.

« Parce qu'elle n'est pas noble, parce qu'elle
est sans fortune, mais qu'elle a par ailleurs,
à ce qu'il me semble, tous les mérites que
Monsieur le comte pourrait désirer trouver
dans sa femme. Et je me réjouissais pour
elle, sachant combien elle serait heureuse! »

M. de Chanzeaux ne pouvait plus douter
de ce que voulait dire Alain; cependant il
hésita un moment avant d'oser avouer qu'il
avait compris; puis il dit lentement d'une
voix grave et émue :

« Ainsi, Alain, vous êtes persuadé que

Mlle Geneviève a de l'affection pour moi?

— Qu'elle me pardonne, si ce que je fais là est mal, » dit le vieux serviteur en inclinant le front, comme s'il s'humiliait devant la jeune fille à travers l'espace ; « j'avais juré à Mariette et à Julie, je m'étais juré à moi-même, de n'en rien dire à Monsieur ; mais aussi les choses ont bien changé depuis ! » Et alors, de plus en plus pressé par son jeune maître qui recueillait avidement chacune de ses paroles, Alain se dégonfla le cœur. Il dit tout ce qu'il avait vu lui-même, et tout ce qu'il avait entendu dire, maintes fois, par la cuisinière et la femme de chambre de Mme de la Noue.

A mesure qu'il parlait, Raymond sentait comme un poids énorme qu'on enlevait de dessus sa poitrine ; la confiance et l'espoir renaissaient en lui. Mais en même temps il s'adressait de sanglants reproches pour son aveuglement et pour les tortures qu'il avait imposées, sans s'en douter, à la jeune fille. Mille souvenirs lui revenaient qui prenaient à ses yeux une forme toute nouvelle, comme si on lui eût peu à peu enlevé un bandeau. Il en arriva jusqu'à deviner le rêve que sa tante avait fait pour lui et pour elle. « Oh! aveugle! aveugle! » s'écria-t-il en se frappant le front, et il sentit qu'il n'aurait plus de paix jusqu'à ce qu'il se fût fait pardonner son erreur. Toutefois il comprenait aussi qu'il était encore trop tôt; Geneviève, qui n'avait point passé par les mêmes transes que lui, devait avoir au cœur un plus vif souvenir de son enthousiasme pour Théone, qu'il se rappelait avoir laissé éclater si librement devant elle. Si bonne, si généreuse que soit une femme, on lui doit de ne pas venir lui offrir un cœur tout chaud et tout palpitant d'un autre amour.

Geneviève était fière, il le savait; elle ne voudrait pas d'une affection si prompte, qu'elle croirait due à la reconnaissance seule. N'avait-elle pas le droit de vouloir aussi être

aimée autant qu'elle aimait elle-même? Et
il comprenait à présent tout ce qu'il y avait
de tendresse ineffable et d'ardeur contenue
dans ce regard, si souvent abaissé, mais
qui, à plusieurs reprises, s'était noué au
sien et lui avait communiqué une émotion
qu'il secouait sans chercher à se l'expliquer.
Oh! comme il l'aimerait à présent, cette
enfant pâle et triste, mais que le bonheur
rendait si jolie! car il l'avait vue ainsi transfigurée par le rayonnement de son amour,
et il n'avait pas compris!

Les journées maintenant lui semblaient
éternelles, tournant et retournant sans cesse
en lui-même toutes ces pensées. Toute sa
joie lui venait désormais de cette correspondance qui, tous les deux jours, lui apportait
des nouvelles de sa tante par la plume de
la jeune fille. Et ses réponses, adressées à
Mme de la Noue, devenaient de plus en plus
affectueuses et tendres; son âme y débordait malgré lui.

On ne peut savoir combien de temps il eût ainsi lutté entre ses scrupules de délicatesse et l'élan généreux de son cœur, si tout à coup n'était arrivée à Chanzeaux une dépêche, signée de Geneviève, annonçant que Mme de la Noue venait d'être frappée d'une nouvelle attaque de paralysie.

Deux heures après, M. et Mme de Chanzeaux, Raymond et l'inséparable Alain, partaient pour Bordeaux.

Le marquis estimait ce voyage un peu imprudent pour sa femme, bien qu'elle fût tout à fait rétablie, mais son fils n'eut pas le courage de mêler sa voix à celle de M. de Chanzeaux pour lui demander de rester. Il avait hâte de lui faire connaître Geneviève et de la lui montrer sous son meilleur jour, toute dévouée à la malade, comme il l'avait vue à Royan. Jusque-là il préféra garder le silence sur ses intentions, pour ne rien compromettre. Cependant il eut l'occasion de jeter quelques jalons pendant le voyage, et ce fut son père qui la lui fournit.

« Trouverons-nous encore ma pauvre sœur
vivante, ou du moins pourra-t-elle nous reconnaître? la dépêche ne le dit pas, » mur-
murait le marquis à demi-voix, comme s'il
se parlait à lui-même, en relisant pour la
dixième fois peut-être le télégramme, qui en
effet ne s'expliquait pas à cet égard. Il remarqua alors la signature de Geneviève et
ajouta : « C'est du moins une consolation
de penser qu'elle est bien soignée. J'ai déjà
vu à l'œuvre Mlle Geneviève, c'est le dévouement en personne ! » Il fit une pause, durant
laquelle Raymond s'interrogea pour savoir
s'il parlerait, oui ou non ; mais, avant qu'il
se fût décidé, son père reprit : « Elle se
trouvera bien à plaindre, si ma pauvre sœur
nous est enlevée ; elle était là tranquille
et heureuse. J'espère que Marie aura songé
à faire quelque chose pour elle. »

Raymond s'empressa de raconter la conversation qu'il avait eue avec sa tante à ce

sujet, et il ajouta : « Si elle n'a pas eu le temps de mettre son désir à exécution, c'est à nous qu'il appartiendra de le faire.

— Certes, » dit Mme de Chanzeaux, « le dévouement de cette fille mérite une récompense. » Elle avait certainement dit cela avec bienveillance et bonté, mais du ton dont elle aurait parlé d'une servante, et son fils en fut douloureusement affecté. Il réprima l'aveu qui avait brûlé ses lèvres en écoutant son père; il sentit que l'heure de parler n'étaït pas encore venue.

Mme de Chanzeaux n'était cependant pas une femme hautaine; elle avait un cœur excellent, et tous ses domestiques l'adoraient. Mais elle avait des préjugés de naissance, un orgueil de race difficiles à déraciner. Elle était à cent lieues de supposer que son fils pût avoir l'idée d'épouser une demoiselle de compagnie. Du reste, comme cela était aussi arrivé au jeune homme avant d'avoir vu Geneviève, elle se représentait la lectrice de sa belle-sœur toute différente de ce qu'elle était réellement, n'ayant jamais songé à demander comment elle était. Elle se faisait l'idée d'une personne de vingt-huit à trente ans, un peu grosse et très démonstrative. Sa surprise fut donc extrême en se voyant en présence d'une toute jeune fille, pâle, mince, réservée, qui concentrait sa douleur et ne s'occupait que des autres : « Mais c'est presque une enfant ! » dit-elle à l'oreille de son fils ; « pauvre petite, elle m'intéresse ! » Raymond aurait voulu pouvoir l'embrasser pour ce mot-là.

Ils trouvèrent la pauvre Mme de la Noue entièrement paralysée et privée de sa connaissance, une seconde attaque ayant suivi de près la première. Elle avait eu à peu près trois heures lucides entre les deux, grâce à une médicamentation rapide et énergique, et déjà on la croyait sauvée ; mais elle avait eu le sentiment de sa situation, et elle avait demandé si son frère, si Raymond étaient prévenus. Geneviève avait répondu qu'ils arrivaient, et qu'ils seraient heureux de la trouver beaucoup mieux.

La malade avait secoué faiblement sa tête, qui était encore presque libre, en disant : « Ce mieux ne durera pas, je le sens. Geneviève, il faut envoyer chercher mon notaire, je veux assurer votre avenir. » Et, comme la jeune fille protestait énergiquement, elle avait ajouté : « Raymond le sait, et il m'approuve; obéissez, enfant ! »

Geneviève avait fait semblant de quitter la chambre, pour ne pas la contrarier; mais elle était restée derrière les rideaux du lit, étouffant ses sanglots dans son mouchoir.

Mariette était survenue, et Mme de la Noue, poursuivant son idée, lui demanda si Julie était allée chercher le notaire.

« Non, Madame, » répondit la vieille bonne sans comprendre les signes que lui faisait Geneviève.

« Je l'avais dit pourtant à Geneviève, »

reprit la malade, « c'est pour elle que je veux faire quelque chose. » Et craignant sans doute que Mariette n'eût peur d'être blâmée plus tard par sa famille, Mme de la Noue ajouta : « Mon neveu m'avait dit lui-même de le faire ; Mariette, j'ai trop tardé.

— Que non, Madame, » dit la cuisinière d'un air encourageant. « Vous guérirez cette fois, comme l'autre ; un testament n'a jamais fait mourir personne, aussi ce n'est pas moi qui vous empêcherai de faire à votre idée.

— Je vous en supplie, Mariette, n'en faites rien ! » s'écria Geneviève en arrêtant la vieille bonne sur le seuil de la porte.

« Ma chère demoiselle, » dit Mariette en écartant doucement la jeune fille, « vous n'êtes pas la maîtresse ici, et moi j'obéis à madame ! »

Là-dessus, elle partit aussi vite qu'elle put, se rendant compte qu'il n'y avait pas de temps à perdre pour s'acquitter elle-même de la commission. Mais le notaire n'était pas chez lui ; il ne rentra qu'une heure après, et quand il se présenta chez Mme de la Noue, il était trop tard ; le médecin, qui sortait, lui dit que leur cliente n'était plus en état d'user de son ministère. « Elle n'avait donc pas fait son testament? » ajouta-t-il avec une certaine curiosité. — « Pardon, » répondit le notaire, « j'en ai un, où elle laisse toute sa fortune au seul neveu qu'elle possède, M. de Chanzeaux. Je ne sais quels changements ma cliente voulait y apporter.

— C'était pour donner quelque chose à Mlle Geneviève, » dit Mariette, qui était restée les écouter, après avoir ouvert la porte au notaire.

« Tant pis, alors, » dit le docteur, « car cette jeune fille est vraiment intéressante et bien dévouée ; mais la famille fera sans doute pour elle ce que Mme de la Noue n'a pas eu le temps de faire. »

Tout cela fut raconté en détail par Mariette à M. et Mme de Chanzeaux, une heure après leur arrivée, pendant qu'elle leur servait quelques rafraîchissements dans la salle à manger.

Raymond avait refusé de rien prendre; il était resté dans la chambre de sa tante, dont Geneviève ne bougeait pas non plus. Cependant ils ne se disaient rien. Après les premières questions, formulées à voix basse, sur l'état de la malade et le peu d'espoir laissé par le médecin, le jeune homme n'avait plus trouvé rien à dire, justement parce qu'il ne pouvait pas dire tout ce qu'il aurait voulu. Une sorte de contrainte douloureuse pesait sur eux. Geneviève avait attendu l'arrivée de Raymond comme on attend celle du Messie : sa présence était le seul soulagement qu'elle pût espérer au milieu de sa désolation; mais elle le trouvait si changé à son égard, qu'elle en était maintenant glacée.

Depuis qu'un sentiment nouveau s'était glissé dans l'âme de Raymond, il ne pouvait plus traiter Geneviève avec son affectueuse rondeur d'autrefois. Un respect attendri, une timidité inconnue jusque-là, l'empêchaient d'être à l'aise auprès d'elle comme par le passé; mais elle ne pouvait en deviner la raison, elle le croyait fâché contre elle, et c'était pour Geneviève une nouvelle douleur ajoutée à tant d'autres.

En revanche elle fut profondément touchée de l'exquise bonté et de la courtoisie parfaite du marquis à son égard. Elle retrouvait à la fois en lui quelque chose de l'ancienne façon d'être de Raymond, et quelque chose des manières de Mme de la Noue. M. de Chanzeaux avait comme eux une nature simple en même temps que raffinée. A peine plus jeune de deux ans que sa sœur, c'était déjà un vieillard, mais un beau vieillard sec et droit, aussi grand que son fils, au visage fin, et dont on pouvait dire qu'il portait toute son aristocratie en dehors. Nul plus que lui n'avait l'air du marquis de l'ancien régime, et nul pourtant, si ce n'est son fils, ne faisait

moins de cas de son blason. Homme du monde,
et à succès, jusqu'à son mariage, c'est-à-dire
assez tard, — il avait dix-huit ans de plus que
la marquise, — il avait fait un mariage d'a-
mour, qui s'était trouvé par hasard être
aussi un brillant mariage; et depuis il vivait paisiblement retiré dans ses terres, dont
il s'occupait énormément, tout entier à ses
affections de famille. Il aimait beaucoup sa
sœur, et le dévouement dont Geneviève l'entourait avait depuis longtemps déjà gagné
à la jeune fille une place dans son cœur.

Mme de Chanzeaux fut également parfaite
pour Geneviève. La première impression avait
été bonne, et le récit de Mariette l'avait encore relevée à ses yeux. Elle estimait, non
sans raison, la fierté comme une noblesse, et
cette enfant, qui refusait de laisser payer ses
services dévoués, n'était évidemment pas la
première venue.

Quarante-huit heures se passèrent ainsi
dans une angoisse poignante pour tous. L'é-

tat de Mme de la Noue n'avait pas empiré, mais il ne s'était pas amélioré; elle n'avait pas repris sa connaissance. Le médecin venait matin et soir, mais il avouait son impuissance : la malade pouvait encore vivre ainsi un ou deux jours, peut-être davantage; mais il n'y avait plus rien à faire.

Ceux-là seulement qui ont entendu prononcer cette terrible sentence contre un être aimé savent ce qu'elle renferme de terrifiant. « Plus rien à faire! » Et cependant celle qu'on aime tant est encore là, inerte, il est vrai, mais enfin vivante, et on ne peut pas l'arracher à la mort qui, elle aussi, est là, invisible, guettant sa proie!

Le cœur se refuse à croire à l'irrémédiable; il semble que, tant qu'il y a de la vie et tant que l'on fait quelque chose, tout espoir n'est pas perdu. Et l'on ne cesse d'agir, de prodiguer à l'être qui déjà ne vous voit plus, ne vous entend plus, des soins inutiles, mais qui sont du moins un bienfait pour ceux-là même qui les donnent, une occupation pour leur activité, une distraction à leur chagrin.

Geneviève n'avait pas voulu quitter le chevet de sa vieille amie, quelque sollicitation qu'on pût lui adresser d'aller prendre un peu de repos. Elle ne sentait pas sa fatigue, et ne restait jamais un quart d'heure sans se pencher sur le lit, interrogeant ce visage impassible et défiguré, avec l'espoir d'y retrouver quelque lueur d'intelligence et d'amour.

Cette préoccupation constante ne l'empêchait pas d'avoir souci du bien-être de tout le monde. Elle y veillait avec une touchante sollicitude, mais sans bruit, presque en se cachant, et comme si elle espérait qu'on ne s'en apercevrait pas. Elle sentait son cœur se fondre de reconnaissance affectueuse quand on lui adressait une bonne parole; mais, toujours réservée, elle donnait par sa fière attitude un démenti de tous les instants aux insinuations malveillantes de Mlle de la Roche-Landeron.

Quand le père ou la mère de Raymond lui
mettaient au front un affectueux baiser, en
murmurant : « Ma pauvre petite ! » elle éprouvait une tentation folle de se jeter en pleurant
dans leurs bras ; mais elle se raidissait contre
son émotion, et, lorsqu'elle ne pouvait plus
refouler ses larmes, c'était agenouillée près
du lit de sa vieille amie, le visage enfoui dans
les couvertures, qu'elle donnait un libre cours
aux sanglots qui l'étouffaient.

Combien de fois aussi Raymond fut-il
tenté d'aller la relever et d'appuyer cette
pauvre petite tête désolée sur sa poitrine,
pour la bercer comme un enfant. Mais ils n'é-
taient jamais seuls. Si le marquis ou la marquise n'étaient pas là, Mariette, Julie ou
Alain s'y trouvaient toujours avec eux, la
nuit comme le jour.

Jusque-là M. de Chanzeaux avait empê-
ché sa femme de passer les nuits. Le premier
soir, c'était lui qui était resté debout avec
Geneviève et l'un des domestiques. La se-

conde nuit, Raymond avait réclamé la faveur de veiller à son tour. La situation se prolongeant, il fallait pourtant songer à ménager les forces de chacun, à ne pas se fatiguer tous à la fois.

Le troisième jour, la marquise refusa absolument de se coucher; elle déclara qu'elle resterait avec Julie, et elle envoya de force tous les autres se reposer, même et surtout Geneviève. On eut de la peine à y décider la jeune fille. Il lui semblait toujours que, si sa chère vieille amie retrouvait un instant sa connaissance, ce serait précisément pendant qu'elle ne serait pas là.

« Je vous en prie, Geneviève, » dit Raymond en prenant doucement sa pauvre petite main amaigrie entre les siennes, « allez vous reposer; vous finirez aussi par tomber malade!

— Elle va être obéissante, et elle va se coucher pour nous faire plaisir, » dit le marquis avec une bonté vraiment paternelle; et, mettant son bras autour des épaules de la jeune fille, il ajouta d'un ton ému : « Si *elle* pouvait parler, Geneviève, elle vous dirait : « Ma fille, je veux que vous alliez dormir! » Eh bien, je la remplace ici, et je vous dis en son nom : « Ma fille », allez dormir; je vous promets qu'on vous réveillera à la moindre alerte! »

Geneviève tremblait de tous ses membres; au mot « ma fille », il lui sembla qu'elle allait se trahir, car un tressaillement involontaire l'avait fait se coller un moment contre M. de Chanzeaux; mais elle eut cependant la force de surmonter cette faiblesse, et, baissant la tête, elle murmura d'une voix brisée : « Je vous obéis!

— A la bonne heure, » dit le marquis en la baisant au front, « voilà une bonne fille! »

Oh ! oui, cette fois Geneviève fut réellement bien aise de se trouver seule dans sa chambre, libre de toute contrainte; elle suffoquait. Elle tomba sur son lit avec un cri de soulagement, et mordit son oreiller pour étouffer

ses sanglots et ses gémissements. Elle pleura
longtemps ; puis, vaincue par la fatigue, elle
s'endormit, le visage encore mouillé de larmes. Toutefois l'inquiétude la réveilla au
milieu de la nuit. Sa bougie brûlait encore,
elle regarda l'heure à sa montre : il était
deux heures. Elle était brisée et sentait sa
fatigue bien plus qu'avant, mais elle voulut
cependant aller voir ce qui se passait, avant
d'essayer de se rendormir.

Elle sortit sans bruit de sa chambre, et
regagna celle de la malade. L'abat-jour,
baissé très avant sur la lampe, ne répandait
qu'une lueur incertaine et vacillante dans
cette grande pièce aux sombres tentures
rouges, qui empruntait aux circonstances un
aspect lugubre. Geneviève en fut plus douloureusement impressionnée, en y pénétrant
après une absence de quelques heures, qu'elle
ne l'avait été tant qu'elle y était restée. Son
premier acte fut d'aller soulever l'abat-jour
de la lampe pour avoir un peu plus de clarté.

Alors elle s'approcha du lit et constata tristement qu'il n'y avait là rien de changé. La
malade était toujours immobile, la face pâle,
contractée, les yeux demi-clos, sans regard;
elle reposait dans une rigidité qu'on eût prise
déjà pour celle de la mort, si d'instant en
instant une sorte de râle ne s'était échappé
de sa bouche convulsée.

Au pied du lit, Julie s'était assoupie dans
un fauteuil, la tête inclinée sur la poitrine.

Au fond de la chambre, la marquise, étendue sur le canapé, venait aussi de succomber
au sommeil, après avoir lutté vaillamment
jusque-là.

Geneviève vit tout cela d'un rapide regard;
elle s'aperçut également que la potion pré-
parée pour la malade était à peine entamée.
Elle en versa dans une cuiller, et avec une
patience infinie la fit couler goutte à goutte
entre les dents serrées de sa vieille amie.
Puis elle tâta le lit dans tous les sens pour
voir si les boules d'eau bouillante que l'on

entretenait autour d'elle étaient encore assez chaudes.

Geneviève resta un instant immobile, craignant que ce bruit, si léger qu'il fût, n'eût réveillé la marquise; mais, celle-ci n'ayant pas fait un mouvement, la jeune fille se rassura. Elle s'approcha d'elle silencieusement, grâce à l'épais tapis, et la contempla, les deux mains appuyées sur son cœur, qui battait si fort, qu'elle tremblait qu'on ne l'entendît.

Mme de Chanzeaux ressemblait à son fils, — ou plutôt son fils lui ressemblait, — autant qu'il est possible à un homme et à une femme de se ressembler. Au repos surtout, cela était frappant; animés, leurs visages différaient par l'expression.

Geneviève s'aperçut que le châle dont la marquise avait enveloppé ses pieds était tombé à terre; elle le releva, et avec mille précautions l'étendit sur les jambes de la dormeuse, qui ne bougea pas.

Au bout d'un moment, s'étant de nouveau
assurée par un regard que tout était dans
le même état, la jeune fille prit la lampe
et, l'abritant de sa main, elle vint en projeter
la lumière sur le portrait de Raymond.

Il souriait, comme le jeune homme lui
avait souri tant de fois jadis ; — que cela lui
semblait loin maintenant ! — Cependant un
pâle sourire détendit un moment ses lèvres
à cet heureux souvenir, et elle fixa sur lui ce
regard ineffable que Raymond n'avait plus
rencontré depuis son retour, bien qu'il l'eût
maintes fois cherché. Puis, en songeant que
bientôt il lui faudrait tout quitter, l'original
et le portrait, pour ne plus jamais peut-être
les revoir, une douleur poignante lui tordit
le cœur. Sa main se mit à trembler si fort,
qu'elle dut poser la lampe sur une table
pour ne pas la laisser échapper. Alors elle
tomba à deux genoux sur le tapis et, le visage caché dans son mouchoir, elle fondit en
larmes.

Cette longue scène muette, mais si expressive, avait eu un témoin, le marquis.

Il s'était étendu, tout habillé, sur un lit dans la pièce voisine, séparée de la chambre de sa sœur par une portière qu'il avait à demi relevée, pour rester plus à la portée de sa femme. Il ne dormait plus quand Geneviève était entrée; il venait de se mettre sur pied, inquiet, lui aussi, du profond silence qui régnait à côté; mais, au moment de franchir le seuil de la porte, il s'était arrêté en voyant la jeune fille passer comme une ombre, pour voir ce qu'elle allait faire. Protégé par l'obscurité de sa chambre et par la draperie de la porte, il n'avait pas perdu un seul de ses mouvements.

Il la trouvait plus charmante que jamais, dans sa petite matinée noire, toute menue et toute frêle, avec ses beaux cheveux châtains, un peu en désordre, entourant son fin visage d'une sorte d'auréole, circulant à pas furtifs comme une petite fée protectrice et bienfai-

sante. Mais quand il vit, tout près de lui,
cette petite figure pâle, sur laquelle tombait
la lumière de la lampe, tendue vers le portrait de Raymond, avec une expression d'a-
doration presque extatique, suivie d'une tristesse navrante, M. de Chanzeaux sentit son
cœur s'émouvoir tout à fait pour elle.

Depuis quelque temps, sans rien dire, le
marquis avait deviné bien des choses. Raymond n'avait jamais été très habile à dissimuler ses pensées, et d'instant en instant
cela lui devenait plus difficile. L'angoisse
qui pesait sur eux tous depuis trois mortels
jours, l'immobilité presque complète à laquelle il était condamné, le silence funèbre
de cette grande maison, tout cela était une
torture horrible pour un garçon d'une nature
aussi active et aussi en dehors, énervé déjà
par la maladie de sa mère.

La contrainte dans laquelle il vivait vis-à-
vis de Geneviève, dont il se trouvait à la fois
si près et si loin, augmentait encore son sup-

plice. Livré du matin au soir, et du soir au matin, à l'unique travail de sa pensée, une sorte de fièvre s'était emparée de lui. Sa tendresse pour la jeune fille s'était fortifiée, avait mûri subitement, comme ces fruits qui, mis en serre, sont à point en deux jours. Mais il comprenait qu'il n'était pas possible de parler d'amour auprès du lit d'agonie de sa tante, et il se taisait, honteux parfois de ne pas être assez absorbé par cette douleur pour qu'il restât dans son cœur place à d'autres tourments.

Le marquis avait observé tout cela, car la physionomie et la contenance du jeune homme étaient parlantes. En lui-même il s'était félicité du choix de son fils, et il avait adopté Geneviève pour sa fille. Il travaillait maintenant à conquérir aussi la marquise, dont les yeux avaient eu plus de peine à s'ouvrir, peut-être parce qu'elle s'obstinait à les tenir fermés. Cependant il gagnait peu à peu du terrain; ce n'était plus qu'une affaire de

temps et d'occasion. Mme de Chanzeaux se
débattait encore contre un projet si opposé
à ses idées et à son ambition pour son fils.
« Après tout, l'aime-t-elle seulement? » di-
sait-elle, cherchant quelque raison derrière laquelle il lui fût possible de se retrancher. « Si
j'en étais sûre, à la bonne heure! mais je ne
m'en suis nullement aperçue! » Le marquis,
non plus, n'en était pas sûr, mais il en était
persuadé. « S'il se croyait aimé, » reprenait
la marquise, « il n'aurait pas l'air malheureux
qu'il a parfois en la regardant! » Et elle
soupirait, l'orgueilleuse marquise doublée
d'une excellente mère, partagée entre deux
craintes également pénibles et ne sachant laquelle choisir : penser que cette fois encore
son fils pouvait aimer sans l'être, ou bien
se résigner à le voir faire un mariage si dif-
férent de ce qu'elle avait toute sa vie souhaité
pour lui. Mais elle se souvenait pourtant
de sa récente expérience, qui l'inclinait à
l'indulgence, et de sa promesse plus ré-

cente encore de le laisser libre, et elle était trop loyale et trop aimante pour songer à se rétracter.

Le marquis fut donc heúreux, cette nuit-là, d'avoir surpris le secret de Geneviève à son insu, et il n'estima que mieux la jeune fille pour l'avoir si héroïquement renfermé dans son cœur. Il comprit ce que son fils devait souffrir lorsqu'il sentit lui-même un très vif regret de ne pouvoir aller à cette enfant qui pleurait à chaudes larmes et lui dire : « Consolez-vous, il vous aime; nous vous aimons tous, et vous serez ma fille! » La vue du lit où reposait sa sœur mourante l'arrêta, comme elle arrêtait Raymond. Il attendit que la jeune fille se fût calmée, qu'elle eût fait une nouvelle visite à la pauvre malade, et qu'elle se fût assise pour continuer sa triste veille. Alors il s'avança dans la chambre, comme s'il ne faisait que s'éveiller, et il s'approcha affectueusement de Geneviève.

« Je vois que vous ne pouvez pas plus que moi dormir, » dit-il très bas. « Eh bien, puisque nous voilà debout tous les deux, causons ensemble, voulez-vous? Et, pour ne pas troubler le repos de ceux qui l'ont trouvé, éloignons-nous un peu. »

Il l'avait prise par la main, tout en parlant; elle se leva docilement, et se laissa conduire, si lasse et si brisée qu'elle n'avait plus de volonté.

M. de Chanzeaux releva complètement la portière qui séparait les deux chambres, alluma les bougies dans la seconde, plaça deux fauteuils en face de la porte, fit asseoir Geneviève sur l'un d'eux et se mit dans l'autre.

Alors il lui parla avec une bonté paternelle, l'interrogeant sur son petit frère, sur sa jeune sœur, sur l'existence qu'elle avait menée auprès de sa vieille amie, s'efforçant de lui faire comprendre que, même après avoir perdu celle qui l'avait jusque-là aimée et protégée, elle ne serait pas seule au monde, comme elle le craignait.

Cette douce causerie fit du bien à la pauvre Geneviève; à deux reprises, elle ne put s'empêcher de lui adresser ce cri du cœur qu'elle avait tant de fois jeté vers Raymond : « Que vous êtes bon! » Cependant elle ne perdait pas de vue le lit de la malade, et à chaque instant elle se levait pour aller la regarder de plus près, ou pour lui donner sa potion. Elle le faisait peut-être pour la dixième fois, lorsque le marquis l'entendit pousser une exclamation étouffée qui l'amena rapidement auprès d'elle et qui réveilla en sursaut la marquise et Julie. Ils s'expliquèrent tous l'émotion de Geneviève en s'apercevant que Mme de la Noue avait les yeux grands ouverts.

Penchée vers elle, toute joyeuse, la jeune fille lui parlait avec cette douceur caressante dont on enveloppe les malades et les tout petits enfants. Persuadée que sa vieille amie pouvait maintenant la comprendre, Geneviève l'interrogeait tendrement, faisant elle-même les demandes et les réponses, espérant un signe d'acquiescement ou de dénégation. En effet, la malade l'entendait à présent, elle aurait voulu le faire savoir, mais cela lui était impossible. Murée dans son corps paralysé, qui faisait d'elle une morte vivante, elle ne put traduire ses sentiments que par ses regards, déjà pâles et effacés, mais où se lisait encore sa bonté infinie.

« Oh ! oui, elle m'entend, elle me comprend ! » s'écria Geneviève avec transport ; puis elle se trouva égoïste d'accaparer la meilleure place, et elle s'écarta en faisant signe au marquis de se mettre où elle était.

Mme de la Noue regarda son frère, qui se sentit également reconnu, puis elle les considéra tous, les uns après les autres, et posa de nouveau les yeux sur Geneviève d'un air inquiet. Celle-ci devina sa pensée, elle cherchait Raymond. Aussitôt Geneviève pria

Julie d'aller réveiller le jeune homme. Il ne
se fit pas attendre, car il était resté, lui
aussi, tout habillé, prêt à tout événement.
Il accourut, croyant que sa tante avait retrouvé la parole, Julie ayant crié à travers
la porte : « Monsieur, venez vite ! Madame a
repris connaissance, elle veut vous voir ! »
Là déception fut amère. Néanmoins il se
pencha sur le lit, comme avait fait Geneviève
et, rencontrant le regard intense de la malade, il lui dit très bas, mais en articulant
nettement les mots : « Ma tante, je tiendrai
ma promesse, je vous le jure ! » Il avait
également compris son désir, car ses yeux
s'adoucirent pour le remercier, et de nouveau
elle les fixa sur Geneviève. Puis son regard se voila tout à coup, et un râle sur
lequel il n'y avait plus à se tromper les
fit tous frissonner d'horreur.

L'heure qui suivit fut longue comme un
siècle. Mariette et Alain étaient arrivés, et
dans cette chambre où se trouvaient huit

personnes on n'entendait d'autre bruit que cette espèce de plainte rauque, entrecoupée, qui semble révéler une invisible lutte entre la vie et la mort. Chacun retenait ses pleurs, étouffait sa respiration.

La lampe s'éteignait avec des lueurs tremblantes, projetant de grandes ombres sur le plafond et sur le lit, où l'on eût dit parfois que la mourante essayait de se redresser.

Les clartés de l'aube se glissaient à travers les lames des persiennes et les fentes des rideaux. Au dehors, les bruits du jour commençaient déjà, sans souci de cette existence qui allait finir. Les cloches de l'église voisine sonnaient joyeusement, rappelant qu'on était au dimanche; et brusquement les sons d'une musique militaire en promenade éclatèrent, vibrants et gais, dans l'air du matin.

L'opposition était si grande, que tous les assistants en furent douloureusement impressionnés, Raymond plus encore que les autres.

C'était la première fois qu'il voyait mourir, et, tandis que Geneviève, cette frêle enfant qui avait déjà deux fois affronté ce terrible spectacle, restait debout, raidie par un effort de volonté énergique, lui, l'homme fort et courageux, se trouva plus faible qu'une jeune fille. Il se jeta sur le canapé, et éclata en sanglots.

Geneviève se détourna en se bouchant les oreilles pour ne plus le voir et ne plus l'entendre ; elle s'agenouilla près du lit de sa vieille amie, et son cœur se brisa. La vue de la douleur de celui qu'elle aimait tant, et qu'elle ne pouvait consoler, l'avait terrassée. Alain courut à elle en la voyant glisser sur le tapis ; elle était évanouie.

Lorsque Geneviève reprit connaissance, étendue sur son lit, la marquise et Julie étaient auprès d'elle. Sa pauvre petite tête était si affaiblie par les larmes, par le manque de sommeil et de nourriture, qu'elle ne se rappela pas tout d'abord ce qui s'était passé; son premier mouvement fut de vouloir se lever pour retourner près de Mme de la Noue. La marquise l'arrêta doucement et, attirant Geneviève sur sa poitrine, elle lui apprit avec ménagements que tout était fini, et que sa pauvre vieille amie n'avait plus besoin d'elle. Geneviève enfouit sa tête dans l'oreiller et pleura; mais elle n'eut pas un de ces cris douloureux de retour sur soi-même auquel s'attendait la marquise et qui lui eussent offert l'occasion de lui témoigner sa sympathie. Surprise et froissée du manque d'effusion de la jeune fille, Mme de Chanzeaux quitta la chambre.

Raymond attendait anxieux à la porte. Sa mère lui prit le bras et l'emmena au salon : « Elle va mieux, » dit-elle, « mais elle est vraiment par trop fière ! Puisqu'elle ne veut pas qu'on la plaigne, qu'on lui montre de l'intérêt, laissons-la ! » Le marquis arrivait au moment où elle disait cela presque d'un ton de colère, tandis que Raymond restait sans voix.

M. de Chanzeaux eût préféré attendre pour leur faire à tous deux la révélation de sa découverte; mais, en présence de l'animosité de sa femme contre Geneviève, il jugea devoir agir sans différer. Alors il dit tout ce qu'il avait vu. A mesure qu'il parlait, le visage de Raymond se transformait; avant qu'il eût cessé de parler, le jeune homme s'était jeté dans les bras de son père et l'avait passionnément embrassé. Lorsqu'il se tourna vers sa mère, il la vit qui pleurait, subitement attendrie, et il se mit à genoux devant elle sans rien dire. Elle noua ses deux bras autour du cou de ce fils adoré, et à travers ses larmes elle contempla cette belle tête si désespérée tout à l'heure, si radieuse à présent : « Tu l'aimes donc bien? » demanda-t-elle lentement.

« O maman! plus que je ne puis te le dire!

— Puisque ton père assure qu'elle t'aime aussi, tu vas donc être heureux... »

Raymond eut un sourd cri de joie. Il étreignit sa mère avec une ardeur folle ; puis, se relevant vivement, il voulut s'élancer hors du salon.

« Où vas-tu ? » demanda son père en l'arrêtant.

« Chercher Geneviève pour lui faire partager mon bonheur !

— Y songes-tu ! » reprit le marquis en étendant le bras vers la chambre de sa sœur avec un geste solennel, qui rappela le jeune homme au sentiment de la réalité un instant oubliée. Raymond baissa la tête et se résigna.

Ils convinrent alors du moment où les convenances leur permettraient de rompre le silence et des précautions à prendre vis-à-vis de Geneviève ; puis ils se séparèrent, après s'être promis mutuellement de ne pas se trahir avant l'heure.

Mme de Chanzeaux faillit pourtant manquer à sa promesse ; le matin de l'enterrement,

quand elle sut que Geneviève se préparait à
le suivre, elle alla dans sa chambre et lui
dit : « Vous ne pouvez pas aller à l'église,
mon enfant, vous allez rester avec moi.

— Oh! Madame, laissez-moi y aller! c'est
mon devoir.

— Non, Geneviève; vous le voyez, je reste,
moi aussi : les femmes de la famille ne doivent pas paraître dans ces tristes cérémo-
nies. » Elle avait appuyé à dessein sur ce
mot « les femmes de la famille », mais Geneviève ne pouvait comprendre. Toutefois elle
sut gré à la marquise de cette expression affectueuse; elle n'était jamais plus docile que
lorsqu'on la prenait par les sentiments, et
elle renonça à son projet.

L'enterrement avait eu lieu à dix heures.
Au retour du cimetière, Julie vint frapper à
la porte de Geneviève en disant : « Mademoiselle, on vous prie de vouloir bien descendre
pour déjeuner. »

Cette invitation surprit et troubla Geneviève. C'était la première fois, depuis cinq jours, qu'un repas sérieux, fait en commun, allait être pris dans la maison. Depuis qu'elle n'avait plus à faire emploi de son activité, la jeune fille quittait à peine sa chambre, et c'était là qu'on lui apportait des repas auxquels elle ne touchait guère. Elle pensait qu'il en serait toujours de même, tant qu'elle serait dans la maison : elle préférait cela. Cependant elle n'osa pas refuser de se rendre à cet appel, et descendit tout émue.

Raymond l'attendait sur le seuil de la salle à manger et il lui offrit le bras pour la conduire à table. Elle n'osa pas le regarder; elle était elle-même si tremblante, qu'elle ne s'aperçut pas du tremblement du bras auquel elle s'appuyait.

Le marquis et la marquise, debout derrière leurs sièges, lui adressèrent un sourire encourageant, et ne s'assirent qu'après lui avoir indiqué sa place, en face de Mme de Chanzeaux, à la droite du marquis, à la gauche de Raymond. C'était Alain qui servait à table, et l'on voyait que son jeune maître n'avait pu se retenir de lui faire ses confidences, rien qu'à l'air discrètement joyeux dont il s'efforçait de faire accepter à la jeune fille des plats qu'il lui présentait.

Mais personne n'avait faim. Outre la funèbre solennité de ce jour, une sorte d'inquiétude impatiente pesait sur eux tous. Geneviève sentait qu'il se préparait quelque chose; elle ne savait pas quoi, mais elle avait peur, et son angoisse croissait à mesure que le déjeuner touchait à sa fin.

Quand le café eut été servi, la jeune fille voulut se retirer. Le marquis s'était levé aussi; il lui prit la main, et la passa sous son bras pour la retenir prisonnière : « Ne vous sauvez pas si vite, ma chère enfant, » dit-il, « nous avons besoin de causer avec vous; » et il l'entraîna dans le salon, où Raymond et sa mère les précédaient.

Geneviève pâlit. L'heure était venue,

pensa-t-elle, où l'on allait la remercier de
ses services; lui offrir, peut-être, une rému-
nération qu'elle était bien décidée à ne point
accepter, et la prier enfin de chercher un
autre asile.

Le marquis la fit asseoir auprès de sa
femme sur le canapé; il prit un fauteuil en
face d'elle et en désigna un autre à son fils,
qui n'était guère moins pâle que la jeune
fille, mais dont les yeux révélaient une joie
contenue avec peine.

Geneviève, plus morte que vive, attendait,
les yeux baissés, ses mains amaigries enlacées sur ses genoux où elles tranchaient
comme de la cire sur sa robe noire, dans
une pose de résignation désespérée, mais
fière encore.

« Geneviève, » dit le marquis avec bonté,
« nous n'avons malheureusement plus rien
à faire ici, les uns et les autres, et nous
désirons rentrer chez nous le plus tôt possible; mais nous ne fixerons le jour et l'heure

du départ que lorsque vous vous sentirez
assez forte pour supporter le voyage. Trouvez-vous que demain soit trop tôt? »

Geneviève s'imagina qu'on lui parlait de
son voyage chez son tuteur, et qu'on voulait
la voir hors de la maison avant de partir.
Elle devint encore plus pâle et répondit
avec effort : « Je puis m'en aller dès ce
soir.

— Oui, mais « nous », nous ne voulons pas
partir ce soir, » dit vivement Mme de Chanzeaux, « et je vois que nous ne nous entendons pas. Geneviève, vous venez avec
nous; c'est du voyage de Chanzeaux qu'il
s'agit.

— Moi! à Chanzeaux? » s'écria la pauvre
enfant, croyant rêver; puis, repoussant aussitôt cette espérance folle, les yeux pleins
de larmes, elle porta à ses lèvres la main de
la marquise, et ajouta d'une voix entrecoupée : « Vous êtes tous si bons, que je ne sais
comment vous exprimer ma reconnaissance.

Mais je ne puis accepter! là-bas on m'attend depuis longtemps; les enfants sont pressés de me voir, et moi aussi, j'en ai besoin...

— Je le comprends, » se hâta de dire le marquis, « mais on les fera venir; ils passeront avec vous le reste des vacances à Chanzeaux.

— Non, cela n'est pas possible, » dit Geneviève avec une soudaine reprise d'énergie, en fermant les yeux comme pour se dérober à une tentation trop séduisante.

« Mais pourquoi, Geneviève? dites-nous pourquoi, » supplia Raymond en s'emparant de sa main.

« Je crois que je devine, » s'écria le marquis en s'efforçant de plaisanter; « Geneviève, qui est une petite personne très sage et très prudente, juge qu'il n'est pas convenable pour une jeune fille d'aller habiter une maison où il y a un jeune homme. Eh bien, voulez-vous que nous fassions un compromis? Vous

viendrez, Geneviève, et ce grand garçon-là
s'en ira, pendant tout le temps que vous
resterez à Chanzeaux?... »

Geneviève les regardait les uns après les
autres, effarée, pantelante, ne sachant plus
que penser, tremblant de s'être involontairement trahie, décidée à défendre son secret
jusqu'au bout, dût-elle en mourir.

« Père, vous êtes cruel! laissez-moi parler
à mon tour, » s'écria impétueusement Raymond en se levant. — « Geneviève, » con-
tinua-t-il d'un ton de gravité attendrie, « j'ai
promis à celle qui n'est plus ici de m'occuper de votre avenir, de votre bonheur : ainsi
donc, si le bonheur pour vous n'est pas de
rester toujours au milieu de nous, dites-le
librement... mais, si vous aviez voulu,
nous aurions tous été si heureux!... » Sa
voix s'était brisée en achevant ces mots,
et il fit signe à sa mère de parler à son
tour.

La marquise prit Geneviève dans ses bras,

et, l'embrassant avec une réelle affection, elle s'écria :

« Mais vous voyez bien qu'il vous aime ! refuserez-vous donc d'être ma fille ? »

Geneviève poussa un cri où se révéla enfin tout son cœur, et elle laissa tomber sa tête sur le sein de la marquise en murmurant : « O mère !

— Et moi ? » dit le marquis, jaloux.

Elle se redressa, rougissante, transfigurée, adorable, et, quittant son siège, elle vint d'elle-même offrir son front pur aux lèvres du vieillard.

Raymond aurait bien voulu réclamer aussi ; il n'osait pas. Ce fut Mme de Chanzeaux qui, prenant la jeune fille par la taille, la lui présenta en disant :

« Nous te permettons d'embrasser ta fiancée. »

Alors ses bras s'ouvrirent et se refermèrent étroitement autour de la frêle enfant, qui atteignait à peine son épaule ; et, tandis qu'il couvrait ses cheveux de baisers, elle goûta enfin cette joie, si longtemps enviée : pleurer de tout son cœur, la tête appuyée sur cette loyale poitrine.

. . . .

Le lendemain Mme de Bonnal vint sonner à la porte du petit hôtel de Mme de la Noue. Elle était déjà venue prendre des nouvelles; mais on ne recevait personne. Cette fois elle espérait bien entrer et, sans aller droit au but, rappeler au souvenir de la marquise les négociations interrompues par tant d'événements successifs. Pas plus que la famille de la Roche-Landeron, elle ne soupçonnait le brusque revirement survenu dans les sentiments de Raymond.

Ce fut Mariette qui lui ouvrit la porte. On l'avait instituée gardienne de la maison jusqu'à nouvel ordre, Raymond et Geneviève souhaitant garder l'hôtel pour eux.

Quant à Julie, la marquise l'avait immédiatement attachée au service de sa future belle-fille.

« Est-ce que je puis enfin voir Mme de Chanzeaux? » demanda la visiteuse.

« Madame, ils sont tous partis ce matin, » répondit Mariette.

«Déjà?» s'écria Mme de Bonnal désappointée; puis, se remettant, elle reprit avec sollicitude : « Et cette pauvre petite Mlle Geneviève, comment va-t-elle? Que va-t-elle devenir maintenant? Puis-je lui parler?

— Elle est aussi partie pour Chanzeaux avec toute la famille, » dit Mariette.

« Vraiment? Oh! c'est bien bon à eux de l'avoir emmenée pour se refaire un peu, là pauvre enfant! Je venais précisément lui offrir de la prendre chez moi, en attendant qu'elle ait trouvé une situation convenable.

— Oh! » dit la vieille cuisinière en redressant la tête, « Mlle Geneviève a maintenant la place qui lui convient : elle sera bientôt Mme de Chanzeaux la jeune, et je pense que, l'hiver, elle viendra habiter ici avec son mari. »

Cette nouvelle étourdit Mme de Bonnal.

« Vous en êtes sûre ? » demanda-t-elle.

« Oh ! très sûre, Madame ! C'est Mme la marquise elle-même qui me l'a annoncé. »

« Eh bien, » demanda Mme de la Roche-
Landeron, en voyant entrer Mme de Bonnal,
« nous apportez-vous des nouvelles ?

— Ma chère petite Théone, vous serez bien
gentille de nous laisser seules un moment, »
dit la pauvre Mme de Bonnal, désireuse de ménager la jeune fille. Mais celle-ci déclara
qu'elle voulait rester, puisqu'il s'agissait
d'elle.

Avec force précautions oratoires et beaucoup de circonlocutions, Mme de Bonnal raconta ce qu'elle venait d'apprendre.

Théone pâlit et se mordit les lèvres avec
fureur.

« Qui aurait pu s'attendre à cela ! » s'écria
sa mère. « Il était si amoureux ! Que s'est-il
donc passé ?

« — Oh! moi, je le devine! » dit Théone, les yeux étincelants. « Cette petite Geneviève aura si bien su capter Mme de la Noue, que celle-ci lui aura laissé toute sa fortune; alors, pour que son fils ne soit pas déshérité, la marquise se résigne à lui faire épouser l'ex-lectrice de sa belle-sœur!

— C'est bien possible, en effet, » répondit Mme de Bonnal; « et moi qui avais la naïveté de m'apitoyer sur le sort de Mlle Geneviève! »

Lorsque Mme de Bonnal fut partie, Mme de la Roche-Landeron demanda à sa fille si elle était sûre de n'avoir rien dit qui pût blesser M. de Chanzeaux, dans sa causerie avec la jeune duchesse, le jour de leur dernière promenade.

A ce souvenir, Théone devint subitement fort rouge :

« Quoi, maman, » s'écria-t-elle, « vous soupçonneriez Jacqueline?...

— Non, certes! mais vous avez fort bien pu être entendues par M. de Chanzeaux et

M. de Puy-Jaslin, qui étaient assis derrière
vous dans les rochers; je les voyais d'en
haut, et j'avais toujours négligé de te le
dire. »

Ce fut toute une révélation pour Mlle de la
Roche-Landeron; mais, trop fière pour vouloir
en convenir, elle nia énergiquement avoir
rien dit qui pût lui nuire dans l'esprit de
Raymond. Elle soutint même, d'un air superbe, qu'elle n'avait pas encore dit son dernier mot pour ce mariage, et qu'elle en était
toute consolée.

Cependant elle avait été plus rudement at-
teinte qu'elle n'eût voulu se l'avouer à elle-
même. Il entrait évidemment dans son dépit
plus d'orgueil blessé que de tendresse déçue;
mais néanmoins elle s'aperçut qu'il était
plus difficile de s'empêcher d'aimer qu'elle
ne l'avait cru, surtout lorsqu'on avait été
aimée par un homme comme M. de Chanzeaux. Malgré ses efforts pour en distraire
sa pensée, pendant plusieurs jours son entre-

tien avec sa cousine lui revint sans cesse en mémoire, et chacun des mots qu'elle avait prononcés s'enfonçait dans sa poitrine comme une pointe de fer rouge.

Toutefois elle n'était pas de celles qui restent longtemps à gémir sous le coup d'une blessure; elle était pour les remèdes violents, énergiques. Six semaines après, elle épousait son jeune cousin Raoul.

M. de Puy-Jaslin et Mlle de Méran, qui se trouvaient en villégiature à Auberives, étaient en visite à Chanzeaux lorsque la lettre de faire part y arriva.

« Pauvre Raoul ! » s'écrièrent à la fois Raymond et Patrice. Les jeunes filles se regardèrent en disant : « Pauvre Théone ! »

Trois mois après la mort de Mme de la Noué, vers le milieu de novembre, on célébrait à la fois deux mariages à la petite église du bourg, situé à mi-chemin de Chanzeaux et d'Auberives. Aline et Geneviève avaient désiré se marier le même jour, et elles étaient habillées comme deux sœurs, avec une extrême simplicité.

Elles s'embrassèrent sous le portail, avant de remonter en voiture ; et, tandis que la nouvelle Mme de Puy-Jaslin retournait à Aubérives chez sa cousine, qui avait voulu lui servir de mère en cette circonstance, la jeune Mme de Chanzeaux rentrait aussi chez elle pour prendre son costume de voyage.

Raymond avait juré que cette absence serait la dernière, mais il voulait recommencer en partie, avec sa femme, ce voyage d'Orient qui lui avait laissé un si brillant souvenir.

Ils ne sont pas allés bien loin. L'Algérie les a retenus quelque temps, et les soins que nécessitait alors la santé de Geneviève ont fait renoncer son mari au reste du voyage. Le printemps les a ramenés à Chanzeaux, à la grande joie du marquis et de la marquise, et ils n'en ont pas bougé depuis.

Un matin, vers la fin de septembre, Alain

tout joyeux, monté sur Duncan, est allé en hâte porter au télégraphe une dépêche ainsi conçue : « M. de Puy-Jaslin, capitaine, Libourne : un garçon ! tout va bien. *Signé* : Raymond. » Sa commission faite, Alain se disposait à repartir, quand l'employé lui dit : « Attendez, mon ami, il y a quelque chose pour vos maîtres ; ça épargnera une course au piéton. »

Et il lui remit un petit papier bleu, cacheté, à l'adresse de M. de Chanzeaux.

En l'ouvrant, Raymond ne put s'empêcher de rire. Le télégramme, signé : Patrice, disait : « Une fille ! tout va bien. »

Geneviève est maintenant si jolie, si rose, si radieuse, que son mari se demande cent fois par jour comment il n'en est pas devenu amoureux du premier regard.

L'année n'était pas écoulée quand arriva au château une nouvelle lettre de faire part annonçant le décès du jeune vicomte de la Roche-Landeron, mort à vingt-deux ans, ne laissant derrière lui aucun héritier de son nom. Cette fois encore, Geneviève soupira : « Pauvre Théone! » Et Raymond répondit : « Pauvre Raoul! »

FIN.